Le yoga Ashtanga

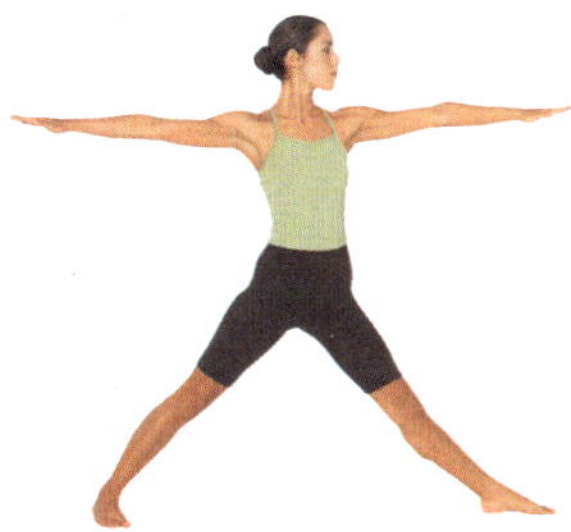

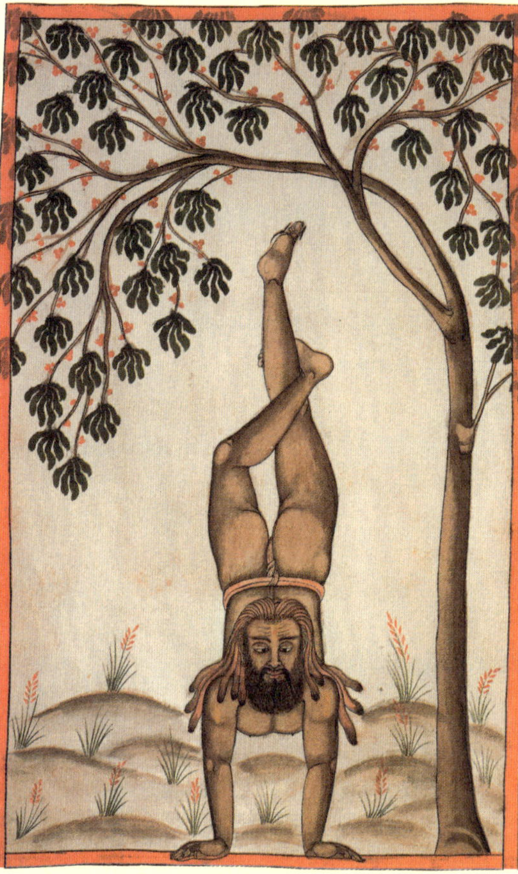

Le yoga Ashtanga

Des exercices et des inspirations pour votre bien-être

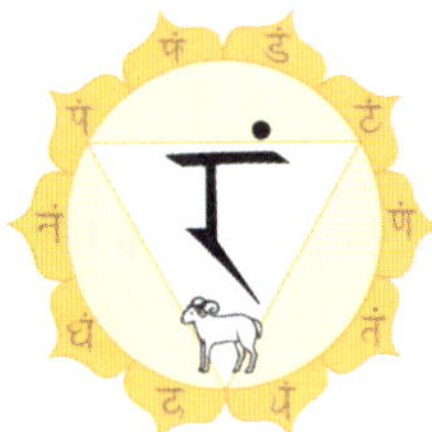

ANTON SIMMHA

evergreen

EVERGREEN is an imprint of
TASCHEN GmbH

Hohenzollernring 53, D-50672 Köln

www.taschen.com

Titre original : *Live Better : Ashtanga yoga*

Directeur éditorial : Alexandre Falco

Traduction : Chantal Viel-Robert

ISBN: 3-8228-4605-8

Imprimé en Thaïlande

Note de l'éditeur
Il est recommandé de consulter un médecin avant de suivre les conseils ou de pratiquer des exercices qu'apporte cet ouvrage, et plus particulièrement si vous avez des problèmes de santé ou si vous souffrez de certaines affections. L'éditeur et l'auteur n'acceptent aucune responsabilité en cas de blessures ou autre problèmes qui pourraient résulter des exercices mentionnés ou des méthodes thérapeutiques préconisées dans ce livre.

Sommaire

INTRODUCTION

Mon parcours sur la voie du yoga Ashtanga commença vers la fin des années 1980, alors que j'étais artiste-créateur à Londres. À cette époque, ma principale préoccupation était de faire la fête, activité pour laquelle j'affichais une passion extrême. Mais après plusieurs années d'une vie trépidante, j'avais poussé mon corps jusqu'aux limites de l'abus et de l'endurance physique. Je savais que je devais changer de style de vie de manière drastique et commençais donc une recherche d'équilibre et de paix qui devait marquer le début de mon éveil spirituel.

Je pratiquais déjà le yoga à Londres de temps en temps depuis deux ans. À l'occasion de vacances à Goa, au sud de l'Inde, j'eus la chance de rencontrer un homme extraordinaire du nom de Derek Ireland, qui me montra une forme de yoga que je ne connaissais pas : le yoga Ashtanga vinyasa.

Inspiré par la pratique gracieuse de Derek sur la plage, j'oubliai le « yoga penny ». Je réalisai soudain que le yoga Ashtanga était la réponse si je voulais soigner à la fois mon corps et mon esprit.

L'objectif de ce livre est de vous présenter la pratique et les concepts du yoga Ashtanga vinyasa, dans l'espoir qu'il puisse vous aider autant qu'il l'a fait pour moi. Il s'agit d'une introduction pour débutants qui contient une version abrégée de la série initiale, où sont regroupées les postures de base du yoga Ashtanga. Il est important de souligner que ce livre ne représente qu'un support à votre pratique en vous offrant quelques aperçus sur la visée, les techniques et les bienfaits de ce système ancien. Il ne peut remplacer un enseignant qualifié.

Avant d'essayer un exercice, lisez le livre en entier pour vous faire une idée plus globale. Avant de pratiquer les exercices, lisez-les deux fois. La seconde fois, visualisez-vous en train d'en effectuer chaque étape afin de mieux les mémoriser.

Par-dessus tout, suivez la règle fondamentale : ne jamais forcer, ne jamais se crisper, ne jamais trop pratiquer. Apprenez à écouter votre corps, il vous dira toujours jusqu'où vous pouvez aller.

Bon courage. *Namaste* – Anton

Chapitre 1

Le yoga Ashtanga

Le yoga Ashtanga vinyasa est une forme de Hatha-yoga (Hatha signifie « physique ») qui, comme d'autres formes physiques, utilise pour point de départ des postures et des techniques de respiration afin d'atteindre l'état de « yoga » ou « union ». C'est le but ultime de toutes les formes de yoga d'accéder à l'union du corps et de l'esprit pour faire l'expérience de la réalisation ou illumination.

Le yoga Ashtanga est unique par son utilisation des vinyasa (mouvements synchronisés à la respiration), qui associent les différentes postures du yoga pour en faire une séquence dynamique. Ce livre regroupe quatre séquences de postures qui représentent ensemble la forme élémentaire de la série initiale qui est la première d'une série de six, les autres étant la série intermédiaire et les séries avancées A, B, C ou D. La série initiale est parfois appelée « yoga Chikitsa » ou « yoga thérapie ». Ce nom fait référence à la nature de guérison de la série, dont le but est de développer un corps fort, léger et plein d'énergie ainsi qu'un esprit clair et concentré pour aborder les postures plus exigeantes des séries suivantes.

Dans ce chapitre, nous retracerons l'histoire, les buts et la philosophie du yoga Ashtanga, les techniques spécifiques à cette forme et l'éventail de bienfaits qu'elles peuvent vous apporter, que vous désiriez améliorer votre forme et votre souplesse ou que vous recherchiez un sens plus spirituel à la vie.

BREF HISTORIQUE DU YOGA ASHTANGA

Le yoga est une tradition vivante, qui vit le jour sous l'ancienne civilisation védique de l'Inde vers 2800 av. J.-C. Cette tradition a été préservée à travers les siècles par des générations d'enseignants qui ont transmis oralement leur sagesse à leurs élèves. Certains de ces enseignants développèrent leur propre style de yoga et sont à l'origine des différentes formes connues aujourd'hui.

Le yoga Ashtanga vinyasa s'appuie sur l'enseignement du célèbre guru Shri T. Krishnamacharya et s'est popularisé vers la fin du XXe siècle grâce à son premier ambassadeur et guru actuel, Shri K. Pattabhi Jois, de Mysore, au sud de l'Inde.

Pattabhi Jois (ou Guruji, nom sous lequel ses élèves le connaissent) commença le yoga sous la tutelle de Shri T. Krishnamacharya à l'âge de douze ans, en 1927. Il est établi que dans les années 1930, Krishnamacharya faisait des recherches dans la bibliothèque universitaire de Calcutta lorsqu'il découvrit un vieux manuscrit sanskrit intitulé *Yoga Korunta*, écrit par un ancien prophète nommé Vamana Rishi. L'âge exact de ce document reste enveloppé de mystère mais on le suppose vieux de deux à cinq mille ans.

Avec l'aide de Guruji (étudiant en sanskrit), Krishnamacharya traduisit *Yoga Korunta* qui devint l'ébauche du yoga Ashtanga vinyasa, une forme de yoga fondée sur un système détaillé de respirations calculées, associées ou non à des postures, et combiné à des séquences de mouvements. Guruji est devenu le premier enseignant de cette forme de yoga et le fondateur de l'Institut de recherche sur le yoga Ashtanga qui a pour objet d'étude les bienfaits d'un tel yoga sur la santé.

Durant les années 1960-1970, un nombre croissant d'Occidentaux firent le voyage en Inde à la recherche d'une autre façon de vivre. Certains d'entre eux travaillèrent avec Guruji à Mysore et eurent plus tard la responsabilité d'introduire le yoga Ashtanga en Occident. Cette forme de yoga dynamique et physique s'est ainsi popularisée un peu partout dans le monde, là où des approches holistiques de la santé et de la forme sont recherchées.

Aujourd'hui, Shri K. Pattabhi Jois, garant de la tradition, continue à enseigner dans son centre de Mysore.

LES HUIT MEMBRES DU YOGA ASHTANGA

Le mot *Ashtanga* dérive du sanskrit *asta* qui signifie « huit » et *anga* qui veut dire « membres ». Il fait référence à l'approche systématique de la vie expliquée dans le *Yoga-sûtra*, un texte yogi important du sage Patañjali écrit entre 200 av. J.-C. et 200 de notre ère. Patañjali se représentait les huit membres du yoga comme les branches interconnectées d'un arbre. Âsana (posture) et prânâyâma (respiration contrôlée) représentent deux de ces membres. Les six restants sont yama (éthique), niyama (autodiscipline), pratyâhâra (retrait des sens), dhâranâ (concentration), dhyâna (méditation) et samâdhi (illumination, union avec le vrai moi). Le fait de travailler sur n'importe quel membre incite les autres à se développer également, ce qui conduit finalement à l'illumination.

Le yoga Ashtanga se concentre d'abord sur âsana et prânâyâma (voir chapitres 2 à 5). Au fur et à mesure que votre pratique se développera, vous pourriez désirer aborder les six autres membres (voir chapitre 6) dans le but d'étendre le yoga aux autres secteurs de votre vie.

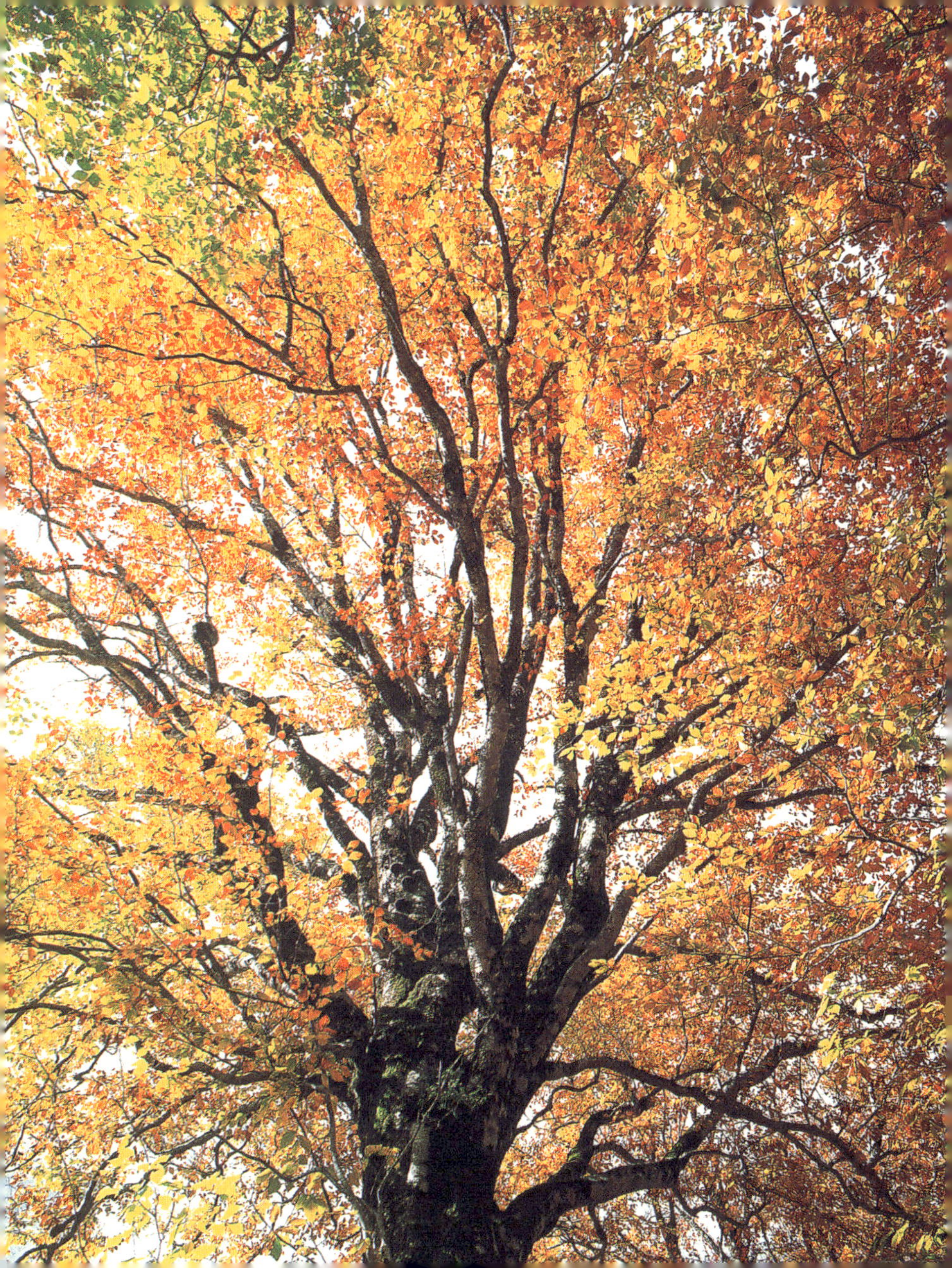

RECHERCHER L'ÉQUILIBRE

Pendant l'enfance, nous existons « librement » dans un état naturel d'équilibre entre le corps et l'esprit dans lequel pensée et mouvement sont liés. En devenant adultes, la plupart d'entre nous sont conditionnés à se préoccuper de l'esprit aux dépens du corps, et perdent ainsi cet état naturel d'équilibre.

Les mouvements et les respirations qui constituent la pratique du yoga aident à retrouver l'équilibre entre le corps et l'esprit. Les anciens yogis expliquaient ce rééquilibrage en faisant référence à ce qu'ils appelaient les trois « corps de l'homme » : le corps physique (sthûla), le corps astral ou subtil (sûksma) et le corps causal (karana). Chacun de ces corps possède une ou plusieurs « enveloppes », cinq au total. Le corps physique n'en possède qu'une, l'enveloppe charnelle (connue sous le nom de annayama kosha). Le corps astral en possède trois : l'enveloppe pranique ou vitale (prânâyâma kosha), l'enveloppe mentale (manoyama kosha) et l'enveloppe intellectuelle (vijñânayama kosha). Le corps causal en possède une appelée enveloppe divine (ânandayama kosha). Les cinq enveloppes s'emboîtent les unes dans les autres comme les poupées gigognes russes, depuis le annayama kosha à l'extérieur jusqu'au ânandayama kosha à l'intérieur.

À travers la pratique du yoga Ashtanga, nous visons à ramener à l'équilibre chacun des corps et leurs enveloppes respectives afin de nous relier au bindu, la graine du vrai moi qui se trouve au centre du ânandayama kosha. Nous faisons cela en combinant au départ le rythme contrôlé de la respiration prânâyâma avec les mouvements vinyasa de l'Ashtanga pour inciter le corps à se détendre, s'étirer et s'« ouvrir ». Ceci nous aide à adopter en toute sécurité les postures du yoga qui réalignent et renforcent le squelette et les structures musculaires, stimulent et nettoient les organes internes et améliorent le flux d'énergie dans tout le corps.

En concentrant toute notre attention sur la respiration et les mouvements synchronisés du corps, nous apprenons à calmer l'esprit, à le centrer dans le corps. De cette manière, le corps et l'esprit fusionnent au fur et à mesure que nous approchons de l'état de « yoga » ou « union ».

LE SYSTÈME ÉNERGÉTIQUE DU CORPS

Les anciens yogis décrivaient la structure de l'enveloppe vitale (prânâyâma kosha) comme un réseau de canaux d'énergie interconnectés appelé « anatomie subtile », un système semblable au réseau de méridiens de la médecine chinoise. Dans la tradition yogi, ces canaux, appelés *nâdî*, distribuent le prâna (force vitale) dans tout le corps. La tradition dénombre 72 000 nâdî.

Le plus important est le nâdî sushumna, tube pranique central qui court le long de la colonne vertébrale, depuis le périnée, au-dessous de l'aine, jusqu'au sommet du crâne. Idâ et pingalâ, deux autres nâdî importants s'entrecroisent autour du nâdî sushumna et sont connectés respectivement aux narines gauche et droite. Ces canaux coupent le nâdî sushumna en sept points appelés chakra. Les chakra sont les principaux centres énergétiques du corps, et leur position correspond aux différents plexus nerveux de la colonne vertébrale (voir page 19). Les chakra distribuent l'énergie *via* l'anatomie subtile et peuvent être perçus comme des sphères de lumière tournoyantes.

Les techniques de respiration et les postures du yoga permettent d'équilibrer le débit de prâna à travers l'enveloppe vitale. En inspirant de manière contrôlée par les narines, le prâna pénètre dans les nâdî idâ et pingalâ, où il est distribué *via* le système énergétique. Les postures stimulent le mouvement du prâna à travers les nâdî et les chakra, en défaisant les blocages résultant du stress de notre mode de vie occidental.

Les chakra

- Le mûlâdhâra rouge ou chakra racine, situé au niveau du périnée, à la base de la colonne vertébrale, symbolise notre connexion primaire à l'élément terre. Se concentrer sur lui nous rattache à la terre en nous donnant un sentiment de sécurité et d'appartenance.
- Le svâdhishthâna orange ou chakra sacré se situe juste au-dessus des parties génitales et symbolise le siège de nos sentiments primordiaux. Son énergie gouverne la sexualité et la créativité. Il correspond à l'élément eau.
- Le manipûra jaune ou chakra du plexus solaire se trouve derrière le nombril, au centre de l'être. Il nous relie à l'énergie solaire et nous donne la motivation pour agir.

Il est la source de notre volonté. Il est aussi lié à l'élément feu : en se concentrant sur le chakra manipûra, nous pouvons accumuler l'agni ou « feu intérieur ».

- Le chakra vert anâhata (« cœur ») est situé près du cœur au milieu de la poitrine. C'est le centre émotionnel du corps, le siège de la compassion et de l'amour inconditionnel. Il est rattaché à l'élément air.
- Le chakra bleu vishuddha (« pureté ») est celui de la gorge. Situé à la base du cou, il est le centre de l'expression et de la connaissance. Il est gouverné par l'éther.
- Le chakra violet âjnâ (« œil intérieur ») est celui du « troisième œil ». Il est situé au milieu du front, juste au-dessus des sourcils. C'est le centre de la vision spirituelle qui régit le processus des pensées et nous connecte à la sagesse du cosmos.
- Le chakra du sommet de la tête est le sahasrâra, qui signifie « mille pétales ». Il est décrit comme une fleur de lotus complètement épanouie qui irradie des milliers de rayons de lumière depuis son centre. Ce chakra nous met en relation avec la conscience universelle. Méditer sur lui nous amène vers la réalisation de notre vrai moi.

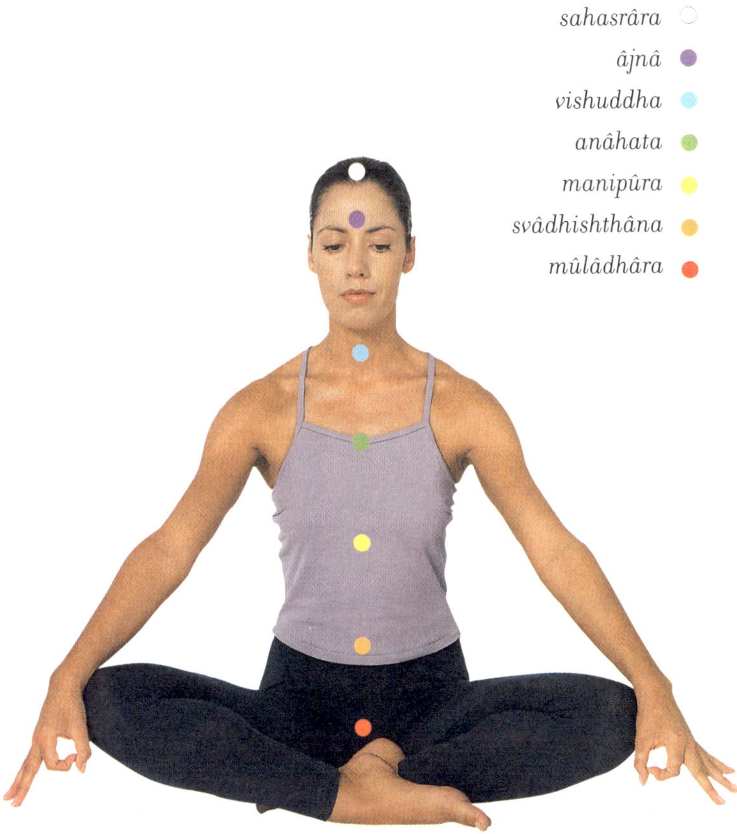
sahasrâra
âjnâ
vishuddha
anâhata
manipûra
svâdhishthâna
mûlâdhâra

LE SYSTÈME VINYASA

Le terme *vinyasa* fait référence aux mouvements synchronisés avec la respiration qui relient les diverses postures du yoga en créant un « enchaînement dynamique » tout au long de la pratique. Cette fluidité du mouvement et de la respiration différencie le yoga Ashtanga des autres formes de Hatha-yoga dans lesquelles des temps de repos sont pris entre les postures.

L'une des fonctions principales du système vinyasa est de générer une chaleur intense, appelée *agni*, dans les organes internes, chaleur qui va ensuite irradier dans tout le corps. Les bienfaits de cette chaleur sont doubles : premièrement, elle purifie en profondeur en poussant le corps à évacuer les toxines par la transpiration ; deuxièmement, elle incite le corps à devenir plus malléable, comme du métal chauffé, en lui permettant de s'étirer avec un risque de blessure minimum.

Le mouvement vinyasa

Le mouvement vinyasa est en fait une série de mouvements. Le vinyasa lui-même est basé sur la salutation au soleil A (voir pages 38-41), une série de mouvements qui est souvent pratiquée à plusieurs reprises au début d'une séance de yoga. Plus qu'un simple échauffement du corps, ces mouvements nous aident à développer force et vigueur de la partie haute du torse et à réaligner le squelette et les structures musculaires à la fin de chaque posture. Les débutants peuvent trouver les vinyasa plutôt éprouvants au départ, je les ai donc omis entre les postures (à l'exception de la séquence du guerrier, pages 66-71). J'ai toutefois inclus une version modifiée du demi-vinyasa (voir pages 76-77), destiné à être pratiqué après chaque posture assise (ou après chaque côté de chaque posture assise lorsque vous vous sentez prêt).

La respiration vinyasa

La technique de respiration synchronisée avec les mouvements vinyasa et les postures qu'ils lient entre elles est appelée *ujjâyî*, signifiant « victorieux ». Le but est de soutenir cette forme de respiration tout au long de la pratique, en synchronisant chaque mouvement avec une inspiration ou une expiration. Dans tous les cas, l'impulsion du mouvement vient du souffle. Les exercices des chapitres 2 à 5 expliquent comment les différents mouvements s'harmonisent grâce à la respiration.

Lorsque nous pratiquons la respiration ujjâyî, nous produisons un son caractéristique à l'arrière de la gorge qui rappelle le bruit lointain des vagues. On crée ce son en respirant par le nez, en décontractant le palais et en resserrant l'épiglotte (ouverture à l'arrière de la gorge). Ce rétrécissement accroche le souffle momentanément en nous permettant de le contrôler durant l'inspiration et l'expiration. Notre objectif est de rendre les inspirations et expirations identiques en termes de durée et d'effort. Lorsque l'objectif est atteint, la respiration devient plus circulaire car les pauses naturelles entre les cycles diminuent, créant ainsi une respiration continue sans distinction précise entre inspiration et expiration.

Pour faire l'expérience de votre propre son ujjâyî, asseyez-vous dans une position confortable et détendue, placez les mains sur les oreilles, inspirez et expirez en soupirant de façon audible avec la bouche ouverte. Vous allez produire des « ahh » et des « haa ». Dès que vous y arrivez, fermez la bouche et respirez par le nez, mais continuez à produire des sons « ahh » et « haa » par la contraction légère de la partie arrière de la gorge. Respirez dans les limites de vos capacités normales. Essayez de trouver une respiration régulière et détendue, sans gonfler la poitrine ni forcer l'expiration. Laissez la cage thoracique s'ouvrir alors que vous respirez avec la partie haute de la poitrine en gonflant les poumons à fond. Essayez de garder l'abdomen détendu et immobile, légèrement rentré et redressé sans le bloquer. Ceci va créer un pont de soutien pour vos organes internes pendant la pratique.

Lorsque vous abordez le yoga Ashtanga pour la première fois, vous pensez qu'une grande partie de votre attention est occupée à suivre la séquence de mouvements de chaque exercice. Mais lorsque ceux-ci deviendront plus familiers, vous serez capable de consacrer plus d'attention à la synchronisation entre les mouvements et à la respiration. Essayez de vous concentrer sur le son déferlant du souffle ujjâyî en le considérant comme un mantra (formule liturgique ou parole sacrée exprimée à haute voix). Ceci transformera votre pratique en méditation dynamique qui calme les pensées et les émotions, et approfondit votre prise de conscience du corps.

LES BANDHA

Lorsque les mouvements et les respirations du système vinyasa vous sont plus familiers, essayez d'incorporer les bandha dans votre pratique du yoga. *Bandha* est un terme sanskrit qui signifie « verrouiller, attraper ou sceller ». En termes de yoga Ashtanga, les bandha sont des blocages provoqués par de légères contractions musculaires dans des parties du corps spécifiques. Ils font office de clapets qui travaillent de concert pour contenir et faire monter le prâna par les nâdî de l'anatomie subtile. Contrôler ces blocages fournit l'énergie supplémentaire nécessaire pour soutenir la durée d'une séance Ashtanga et aide à contenir la chaleur engendrée par les vinyasa. En termes physiques, les bandha soutiennent le bas du dos et les organes internes et facilitent la respiration ujjâyî.

Trois bandha sont utilisés en yoga Ashtanga : mûla ou blocage racine, uddîyânâ ou blocage abdominal bas et jâlandhara, blocage de la gorge. Mûla est créé à la base de la colonne vertébrale et permet de retenir le prâna à l'intérieur du corps. Il est possible de localiser le point en contractant les muscles du sphincter anal après une expiration. Quand cette zone deviendra plus sensible, vous réaliserez que votre conscience glisse légèrement vers le périnée, juste au-dessous des parties génitales.

Le bandha uddîyânâ est réalisé dans la partie basse de la région abdominale. Il incite le prâna à monter par les nâdî de l'anatomie subtile. Pour situer ce point, soulevez et rentrez l'abdomen à la fin d'une expiration, lorsque vos poumons sont vides. Continuez à garder l'abdomen dans cette position pendant que vous inspirez ; vous recherchez une immobilité détendue (sans crispation) dans le bas du ventre que vous pourrez conserver pendant la pratique.

Le bandha jâlandhara est un blocage de la gorge réalisé lors de la pratique de certaines techniques prânâyâma. Évitez de le travailler sans un superviseur qualifié.

Au départ, il est difficile de saisir la subtilité des bandha sans l'aide d'un instructeur, mais avec la pratique, il vous sera plus facile de situer les points et de soutenir les blocages pendant les entraînements de yoga. À ce stade, vous réaliserez qu'ils transforment votre pratique en vous donnant force et légèreté.

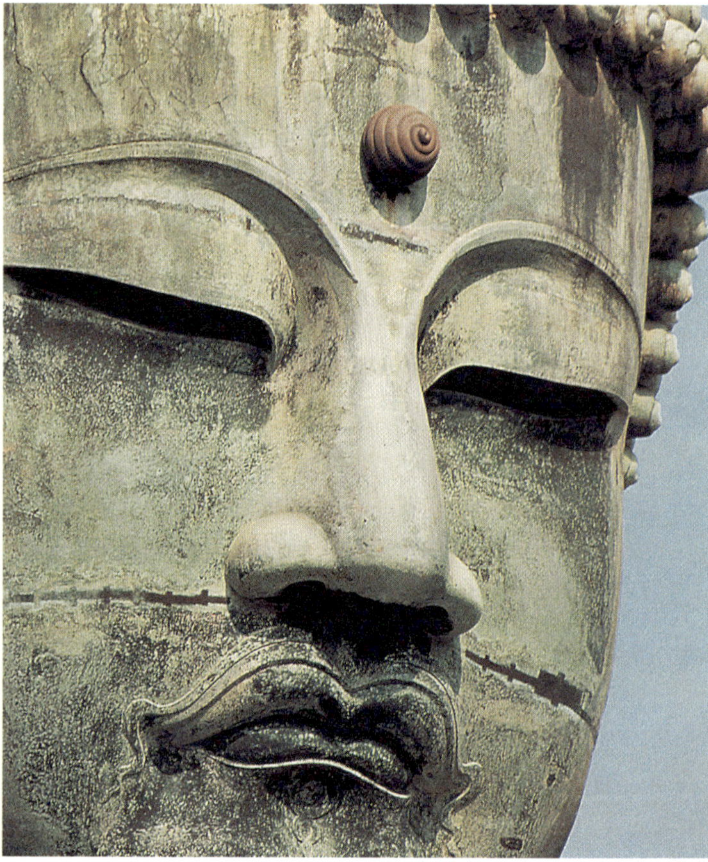

LES DRISHTI

Dans tous les exercices de ce livre, vous constaterez que pour chaque posture, vous êtes invité à porter votre attention sur certains points du corps ou de votre environnement. Ces points d'ancrage sont appelés *drishti*, qui signifie « vue, vision, faculté visuelle », mais aussi « compréhension, intelligence, connaissance ». Le fait de se concentrer sur ces points pendant la pratique va empêcher vos yeux de se laisser distraire par ce qui vous entoure. Cela aide l'esprit à être plus attentif au corps, au mouvement de la respiration ujjâyî, aux postures physiques, aux contractions musculaires des bandha et à toute sensation susceptible de se produire pendant la pratique.

Le yoga Ashtanga utilise neuf drishti, auxquels il est fait référence dans chaque exercice : la pointe du nez (nâsâgraî) ; les pouces (angusthamadya) ; le « troisième œil » (brûmadhya), situé au centre du front juste au-dessus des sourcils ; le nombril (nâbhi) ; le ciel (ûrdhva) ; la main (hasta) ; les orteils (padhayoragrai) ; l'espace latéral gauche et l'espace latéral droit (pârshva).

ATTITUDE À L'ÉGARD DE LA PRATIQUE

Si le yoga est censé vous apporter des bienfaits, il est important de cultiver une attitude correcte à l'égard de la pratique. Le yoga Ashtanga en est une forme physiquement éprouvante, il est donc important de développer la sensibilité à l'égard de votre corps. Une telle conscience assurera une pratique en toute sécurité, en vous aidant à trouver et à conserver des postures correctes ainsi qu'à éviter de travailler en force.

Avant de vous lancer dans une séance de yoga, prenez quelques instants pour vous mettre à l'écoute du corps, à la recherche de douleurs ou de tensions. Là où elles existent, vous pourriez avoir à adapter votre pratique, en évitant toute posture susceptible d'aggraver votre condition. Même si l'une des raisons de pratiquer le yoga est de se dépasser, il faut le faire sans douleur ni blessure. Pour cela, il faut être conscient de ses limites dans chaque posture. En recherchant la bonne posture, vous allez découvrir ce que l'on entend par les termes « limite basse » et « limite haute ». Votre limite basse est le point à partir duquel vous commencez à ressentir une extension dans la posture. Votre limite haute est votre « point de reddition », l'étirement maximal avant de franchir la limite naturelle du corps. Si vous forcez au-delà de ce point, vous pourriez ressentir de la douleur ou de la gêne, voire vous blesser. Essayez plutôt de vous détendre dans la posture en vous concentrant sur la respiration. On appelle cela « mourir à la posture » ou « s'abandonner au souffle ». Le corps peut ainsi repousser ses limites naturelles et son espace sans provoquer le moindre dommage.

En laissant la sagesse du corps vous guider, vous dépasserez les désirs et les attentes de votre ego qui cherche à pousser le corps au-delà de ses limites au nom d'une réussite immédiate. Il est plus bénéfique de se concentrer sur l'état du corps au moment présent en le laissant se détendre et s'ouvrir de son propre accord.

Cette patience est tout aussi essentielle lors des exercices avec l'esprit. Pendant la pratique, vous pouvez remarquer que votre attention se disperse. Ne vous en tenez pas rigueur et redirigez-la sur le souffle. Cela va calmer l'activité mentale en vous recentrant sur le corps au moment présent.

POINTS CLÉS POUR LA PRATIQUE

1 Attendez au moins deux heures après un bon repas avant de faire du yoga et mangez léger dans l'heure qui suit la séance. Pendant la pratique, buvez le moins possible, juste quelques gorgées si nécessaire.

2 Réservez tous les jours un certain temps à votre pratique. Le meilleur moment se situe en tout début de journée ; sinon, choisissez celui qui vous convient le mieux.

3 Essayez de pratiquer régulièrement. Souvenez-vous que peu et souvent vaut mieux que de longues séances de temps en temps.

4 Pratiquez le yoga dans une pièce bien chauffée. Cela vous permettra de conserver suffisamment de chaleur interne pour prévenir le refroidissement des muscles et limiter les risques de blessures.

5 Aménagez-vous un environnement apaisant pour vous aider à vous détendre. Allumez des bougies et faites brûler de l'encens.

6 Évitez les distractions pendant la séance. Choisissez une pièce calme, éteignez la télévision et la radio, et coupez les téléphones.

7 Portez des vêtements légers, amples et confortables. Retirez chaussures, chaussettes, montre et bijoux.

8 Achetez un tapis de yoga. C'est une surface sûre et non glissante pour travailler.

9 Lorsque vous abordez le yoga Ashtanga pour la première fois, progressez lentement. Commencez par la salutation au soleil de la séquence d'échauffement suivie par les poses de détente de la séquence finale. Introduisez graduellement des postures debout et assises au fur et à mesure que votre force et votre vigueur augmentent.

10 Servez-vous du souffle comme guide. Si votre respiration s'accélère, c'est que vous respirez sûrement trop fort. Faites une pause et détendez-vous un moment. Retrouvez une respiration régulière avant de continuer.

11 Si vous vous sentez mal, la tête vide, arrêtez et reposez-vous.

12 Cherchez un cours de yoga à proximité de chez vous. C'est important pour continuer à progresser.

13 Si vous êtes enceinte, malade ou avez des problèmes de santé, demandez l'avis d'un médecin avant de démarrer la pratique du yoga sans surveillance.

14 Prenez-y du plaisir !

… déjà hier n'est plus qu'un rêve,
et demain n'est encore qu'une vision,
mais cette journée bien vécue
fait de tous tes hiers un rêve de bonheur,
et de tous tes demains promesse d'espérance…

ATTRIBUÉ À KALIDASA
POÈME SANSKRIT « LE SALUT À L'AURORE »
(Ve SIÈCLE)

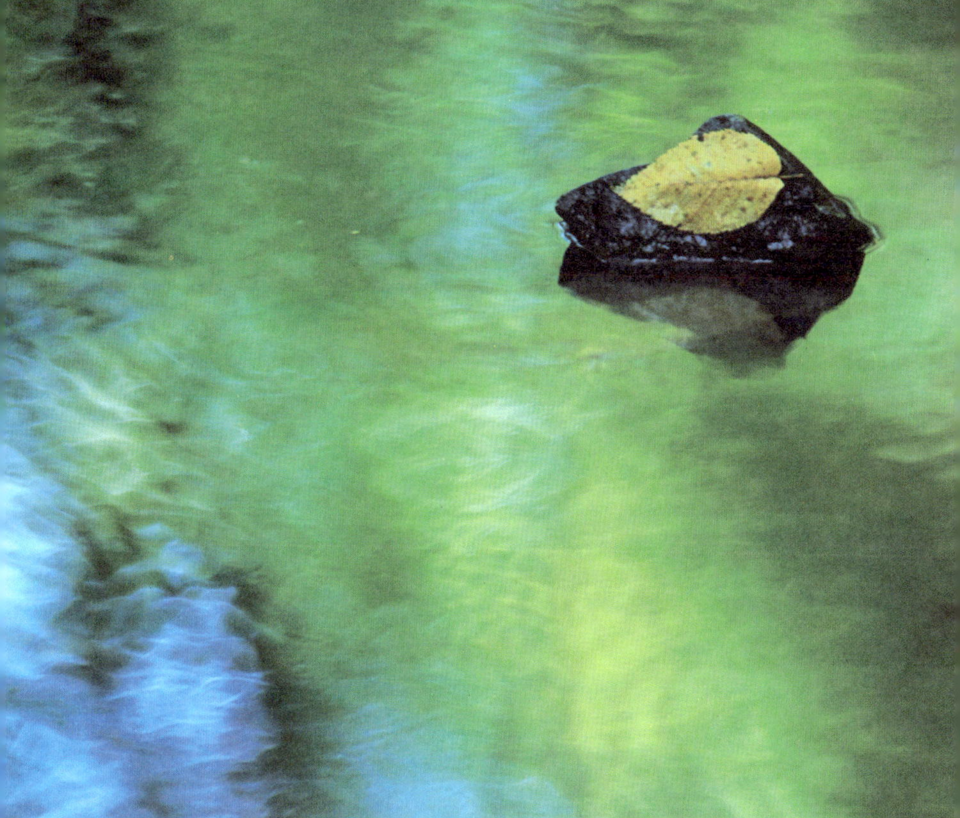

Chapitre 2

L'échauffement

La séquence d'échauffement est composée de deux séries de mouvements appelés salutation au soleil A et salutation au soleil B. Elles sont répétées plusieurs fois en début de pratique puis sous des formes différentes. La salutation au soleil comprend des séries de mouvements synchronisés avec la respiration ujjâyî, ce qui forme les bases du vinyasa (voir pages 20-23). Exécutées en début d'une séance de yoga Ashtanga, elles servent à produire l'agni, ou chaleur, à l'intérieur du corps. Cette chaleur améliore la souplesse en permettant d'« ouvrir » le corps en toute sécurité et de manière efficace pendant les séries de postures sans trop contraindre les muscles ou endommager les tendons et les ligaments.

La séquence d'échauffement est la base de la pratique du yoga Ashtanga. Elle est aussi le terrain d'entraînement idéal pour les débutants qui apprennent comment connecter le souffle et les mouvements du système vinyasa. Durant les premières minutes d'échauffement, attachez-vous à maîtriser la salutation au soleil A, avant d'essayer la salutation au soleil B, plus complexe. Pour commencer, répétez chaque salutation trois fois, en augmentant le nombre à cinq lorsque votre forme, votre force et votre souplesse s'améliorent.

Essayez de pratiquer les salutations au soleil le matin avant le petit déjeuner, elles amélioreront votre énergie et votre concentration pour toute la journée.

Le Dieu d'amour réside au-delà,
mais aussi à l'intérieur de nous.
Il n'est pas né, n'a ni corps,
ni esprit, ni nom, ni forme.
Pourtant, il est la source de toute chose :
l'espace, l'air, le feu, l'eau et la terre,
les éléments qui sont à l'origine de la vie.

MUNDAKA UPANISHAD

(Ve SIÈCLE AV. J.-C.)

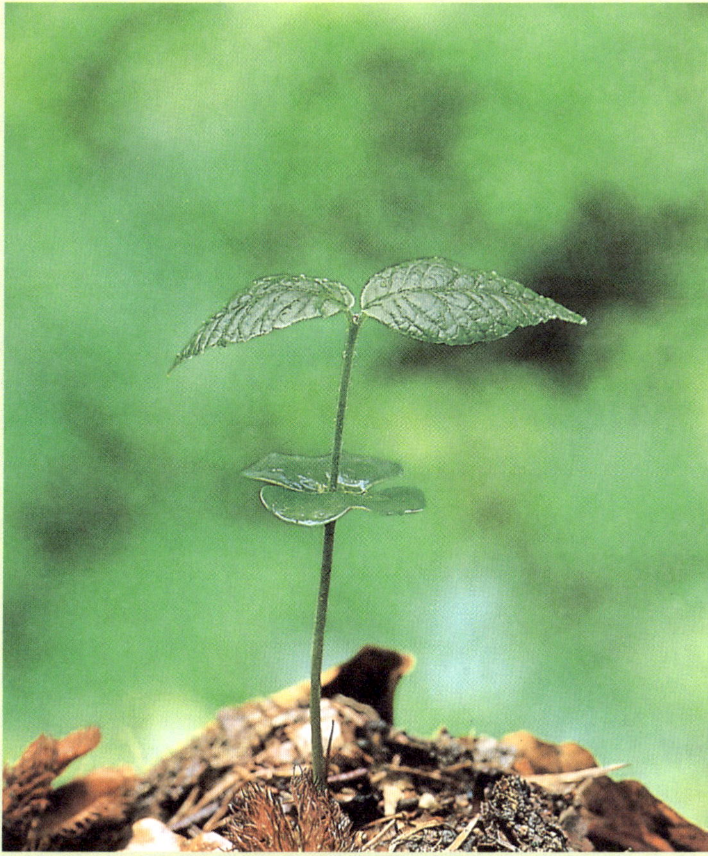

SALUTATION AU SOLEIL A

Sûrya namaskara A

Placez-vous en position de départ (samasthiti), pieds joints, bras le long du corps et épaules relâchées. Commencez la respiration ujjâyî, régulière et ample.

1 En inspirant, écartez les bras vers l'extérieur et tendez-les au-dessus de la tête, les paumes l'une contre l'autre. Regardez les pouces.

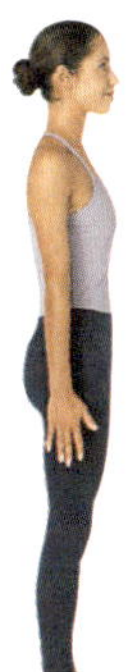

position d'attente debout

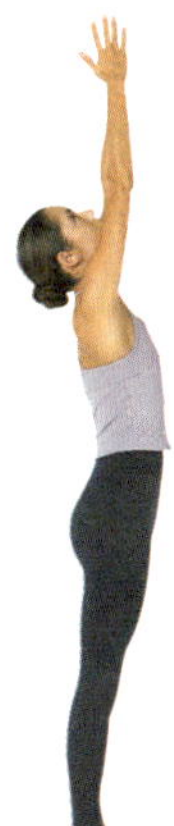

1

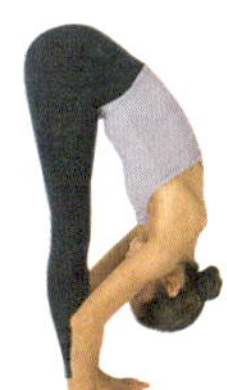

2

2 En expirant, penchez-vous en avant, en rapprochant la tête des tibias et en posant les mains de part et d'autre des pieds (ou bien sur les hanches ou sur les tibias).

3 En inspirant, étirez la colonne vertébrale et regardez vers le haut en redressant les bras mais en conservant le bout des doigts au sol.

4 En expirant, pliez les genoux et transférez le poids du corps sur les bras en basculant vers l'avant ou en reculant les jambes (bras tendus) de manière à vous retrouver en appui sur les mains et sur les orteils. (Les jambes doivent rester tendues et les épaules à la verticale des poignets.) Faites descendre le corps en pliant les bras jusqu'à ce que le menton touche presque le sol. Gardez les coudes serrés au corps et regardez devant vous.

(suite)

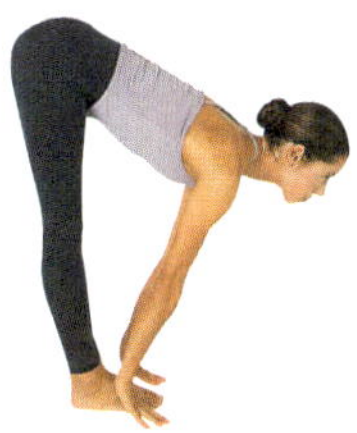

3

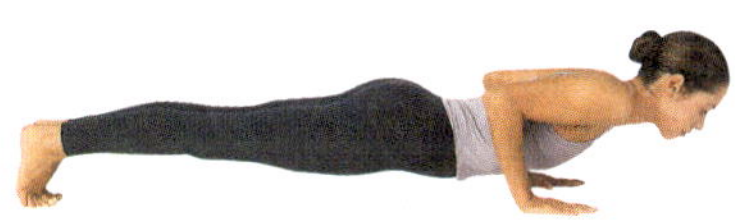

4

5 En inspirant, placez le dessus des pieds au sol. Tendez les bras et avancez la poitrine entre les mains en appui. Gardez les épaules basses et gonflez la poitrine. Levez la tête et regardez vers le haut.

6 En expirant, poussez vers l'arrière avec les bras, reposez les plantes de pied au sol et montez le bassin, jambes tendues, en appui sur les mains écartées d'une largeur d'épaules, le majeur dirigé vers l'avant ; les pieds sont écartés d'une largeur de hanches. Étirez la colonne vertébrale et poussez doucement vers le bas en direction du point entre les talons. Rentrez le menton et regardez en direction du nombril. Gardez cette position durant cinq respirations complètes (cinq inspirations et expirations).

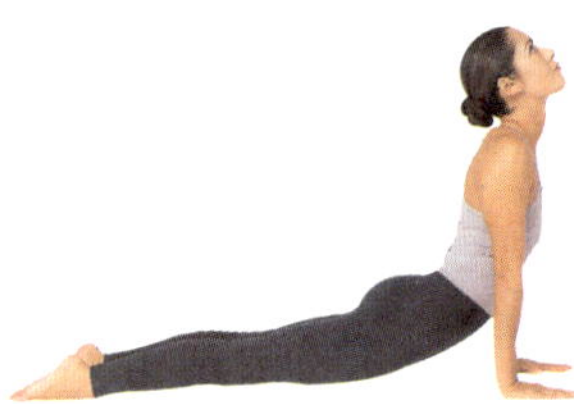

5

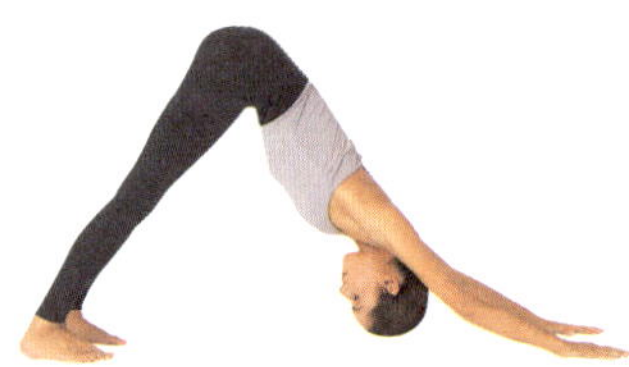

6

7 En inspirant, rapprochez les jambes des mains. Laissez le bout des doigts au sol et regardez vers le haut en étirant la colonne vertébrale.

8 En expirant, penchez-vous en avant en poussant la tête vers les tibias et en relâchant la colonne vertébrale.

9 En inspirant, relevez le torse et les bras, les mains jointes au-dessus de la tête. Regardez les pouces. Expirez en replaçant les bras le long du corps.

Recommencez tout l'enchaînement de trois à cinq fois.

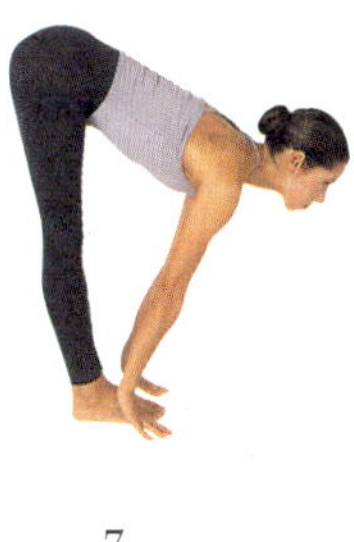

7

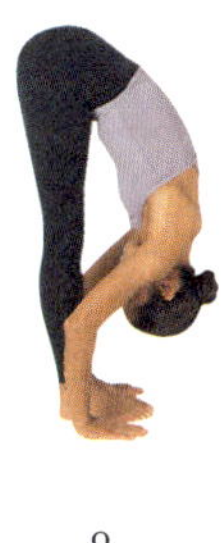

8

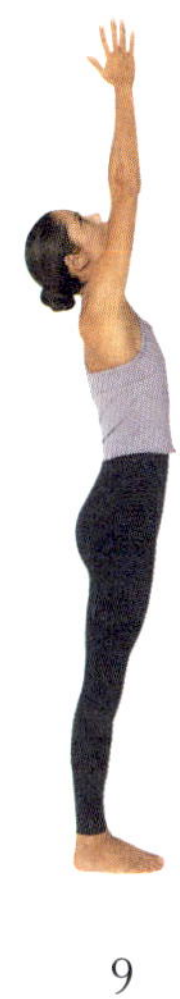

9

SALUTATION AU SOLEIL B

Sûrya namaskara B

1 Commencez en position d'attente debout. En inspirant, pliez les genoux et levez les bras au-dessus de la tête, joignez les mains et regardez les pouces.

2 En expirant, allongez les jambes et penchez-vous en avant à partir des hanches en rapprochant la tête des tibias et en posant les mains sur le sol de part et d'autre des pieds (ou bien sur les hanches ou sur les tibias).

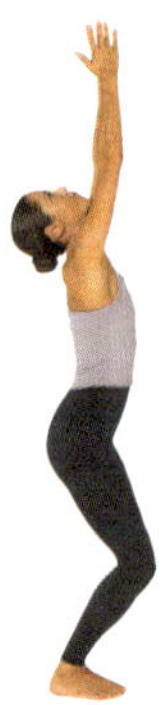

1

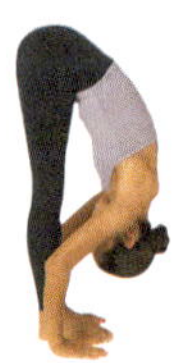

2

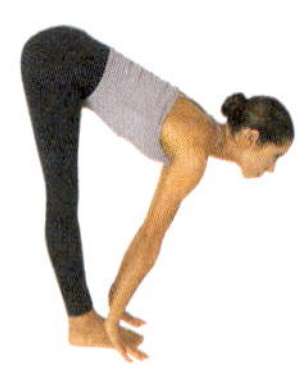

3

3 En inspirant, étirez la colonne vertébrale en regardant vers le haut, bras tendus et mains au sol.

4 En expirant, reculez les jambes pour vous retrouver en appui sur les mains et sur les orteils. Puis faites descendre le corps en pliant les bras jusqu'à ce que le menton touche presque le sol, et regardez devant vous.

5 En inspirant, posez le dessus des pieds au sol et tendez les bras en poussant la poitrine entre les mains. Laissez les épaules basses, gonflez la poitrine et regardez vers le haut.

6 En expirant, poussez vers l'arrière avec les bras, roulez en sens inverse autour des orteils pour replacer la plante des pieds au sol et soulevez les hanches vers le ciel en position du chien orienté vers le bas.

(suite)

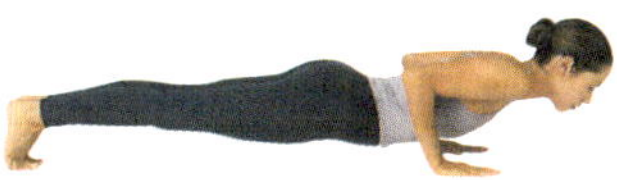

4

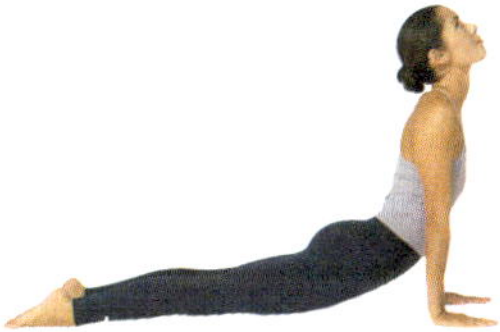

5

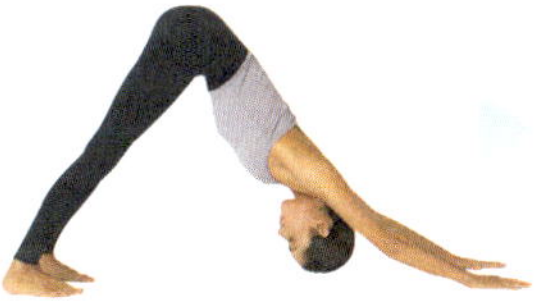

6

7 En inspirant, tournez le pied gauche vers l'extérieur de 45° et avancez le droit entre les mains. Tout en continuant à inspirer, redressez le torse et levez les bras au-dessus de la tête en joignant les mains. Regardez les pouces.

8 En expirant, posez les mains au sol et reculez le pied droit à côté du gauche, pour vous retrouver en appui sur les mains et sur les orteils. Faites descendre doucement la poitrine en pliant les bras jusqu'à ce que le menton touche presque le sol et regardez devant vous.

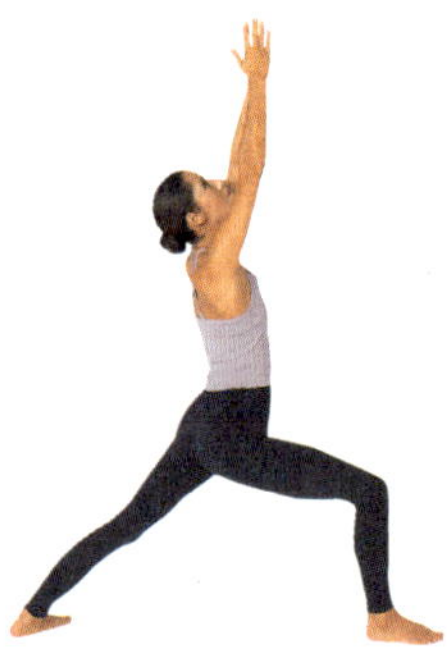

7

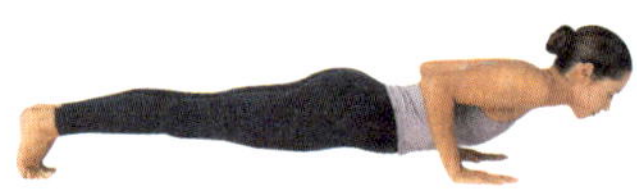

8

9 En inspirant, déroulez les orteils et posez le dessus des pieds au sol ; tendez les bras en poussant la poitrine entre les mains. Gardez les épaules basses, gonflez la poitrine et regardez vers le haut.

10 En expirant, poussez vers l'arrière avec les bras, roulez en sens inverse autour des orteils pour revenir sur la plante des pieds et soulevez les hanches vers le ciel.

11 En inspirant, tournez le pied droit vers l'extérieur de 45° et avancez le gauche entre les mains. Toujours dans l'inspiration, redressez le torse et levez les bras au-dessus de la tête en joignant les mains. Regardez les pouces.

(suite)

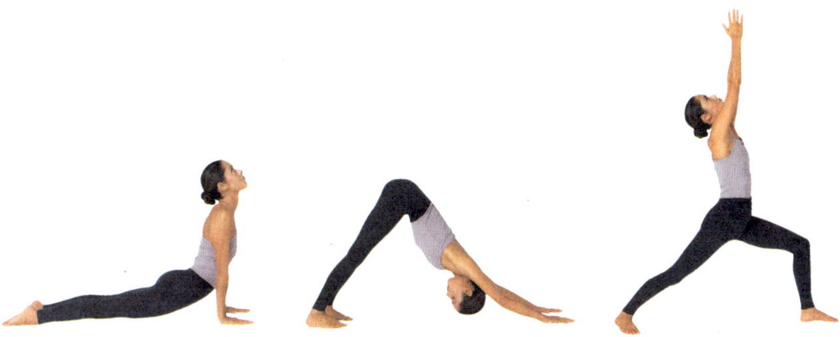

9 10 11

12 En expirant, posez les mains au sol et replacez le pied gauche à côté du droit pour vous retrouver en appui sur les mains et sur les orteils. Faites descendre la poitrine en pliant les bras jusqu'à ce que le menton touche presque le sol et regardez devant.

13 En inspirant, roulez autour des orteils et tendez les bras en poussant la poitrine entre les mains. Gardez les épaules basses et regardez vers le haut.

14 En expirant, poussez vers l'arrière avec les bras, roulez en sens inverse autour des orteils et soulevez les hanches vers le ciel. Étirez la colonne vertébrale et poussez vers le bas entre les talons. Rentrez le menton et regardez en direction de l'aine ou du nombril. Gardez la position pendant cinq respirations complètes.

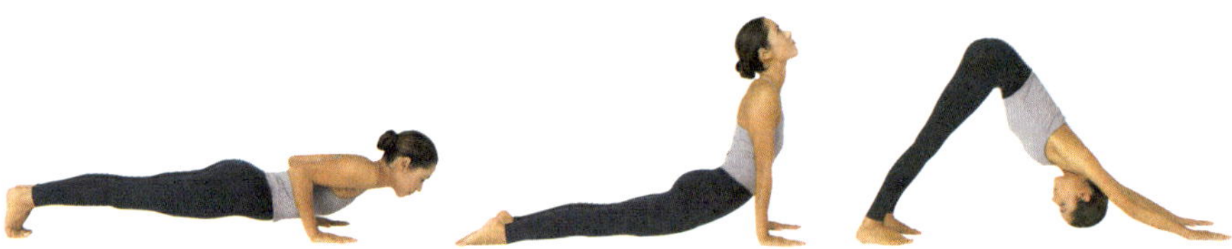

12 13 14

15 En inspirant, rapprochez les pieds des mains qui restent au sol tandis que vous étirez la colonne vertébrale et regardez vers le haut.

16 En expirant, penchez-vous en avant en poussant la tête vers les tibias et en relâchant la colonne vertébrale.

17 En inspirant, pliez les genoux avant de relever le torse et les bras en joignant les mains au-dessus de la tête. Regardez les pouces. En expirant, replacez-vous en position de départ debout. Recommencez toute la séquence cinq fois.

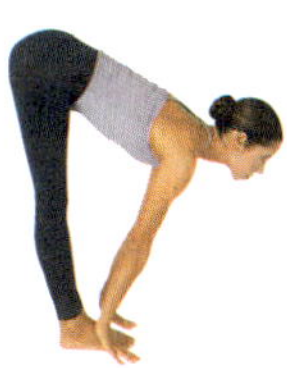

15

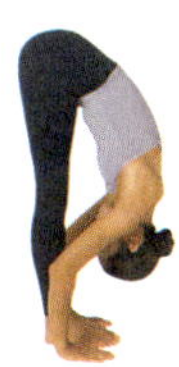

16

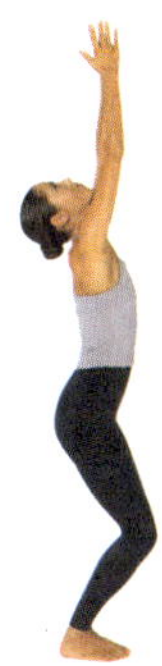

17

Le corps et le souffle,
l'essence et l'énergie ne font qu'un.
Lorsque le corps est immobile,
l'essence ne peut s'écouler.
Lorsque l'essence ne peut s'écouler,
l'énergie stagne.

SUN SSU-MO
MÉDECIN TAOÏSTE DE LA DYNASTIE DES TANG
(581-681)

Toutes les créatures vivantes dépendent du souffle
car il est la force qui soutient la vie elle-même,
qui détermine combien de temps nous pouvons vivre.
Ceux qui vénèrent le souffle comme un cadeau du ciel
vivront leur cycle de vie complet.

TAITTIRIYA UPANISHAD
(VIIe SIÈCLE AV. J.-C.)

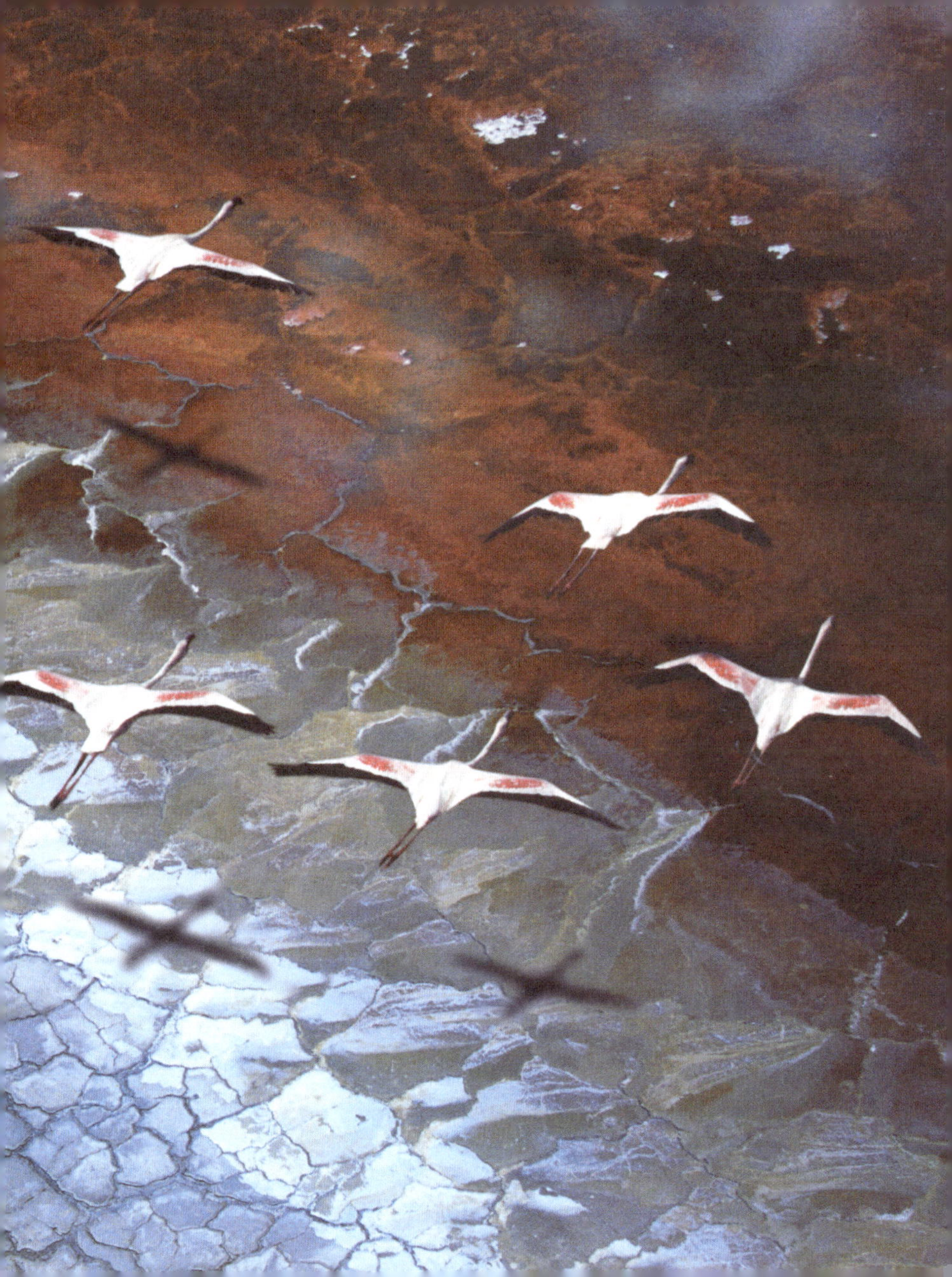

Chapitre 3

Les postures debout

Une fois les salutations au soleil effectuées, votre corps devrait être échauffé et même avoir commencé à transpirer. C'est la condition idéale pour passer aux postures debout qui poursuivent le processus d'« ouverture » du corps, d'assouplissement des articulations et d'étirement plus poussé des muscles. Les postures debout développent la force et l'équilibre du corps. En les adoptant, faites particulièrement attention à vos pieds qui représentent vos fondations, vos points de contact avec la terre.

Travaillez à bien coller la plante des pieds et à écarter les orteils pour élargir votre base, ce qui va améliorer votre équilibre et la puissance de votre posture. Si vous perdez l'équilibre, vérifiez l'alignement de vos pieds et ajustez la position en conséquence si nécessaire.

Chaque posture de la séquence debout commence par samasthiti, la position d'attente debout (voir page 38), qui est aussi la posture de base en yoga Ashtanga. Elle sert de pilier aux Sûrya namaskara. En découvrant les postures pour la première fois, attachez-vous à retenir les positions et les mouvements de début et de fin pour chacune d'elles. Lorsque la séquence devient plus familière, vous pouvez commencer à lier ces mouvements à la respiration ujjâyî, en vous souvenant que le souffle doit toujours guider le mouvement. Les bandha et les drishti viendront en temps utile, essayez donc d'être patient.

BUSTE VERS L'AVANT

Padangusthâsana

1 Commencez en position d'attente debout. En inspirant, écartez les jambes d'une largeur de hanches. En expirant, posez les mains sur les hanches et relâchez les épaules.

2 En inspirant, regardez vers le haut, soulevez et ouvrez la poitrine, étirez le devant du corps et rentrez l'abdomen. En expirant, penchez-vous en avant, baissez les bras et saisissez vos gros orteils avec l'index et le majeur de chaque main (attrapez les chevilles ou les tibias si vous ne pouvez atteindre les orteils). En inspirant, tirez sur votre prise et regardez vers le haut en allongeant complètement la colonne vertébrale.

3 En expirant, étirez-vous vers les jambes en écartant les coudes vers l'extérieur. Fixez le bout du nez et conservez la position durant cinq respirations complètes. Pour finir, revenez en position 1 en inspirant. En expirant, replacez les pieds en position d'attente debout.

Cette posture étire la colonne vertébrale et l'arrière des cuisses, masse le foie, la rate et les reins, réduit la graisse abdominale.

BUSTE VERS L'AVANT

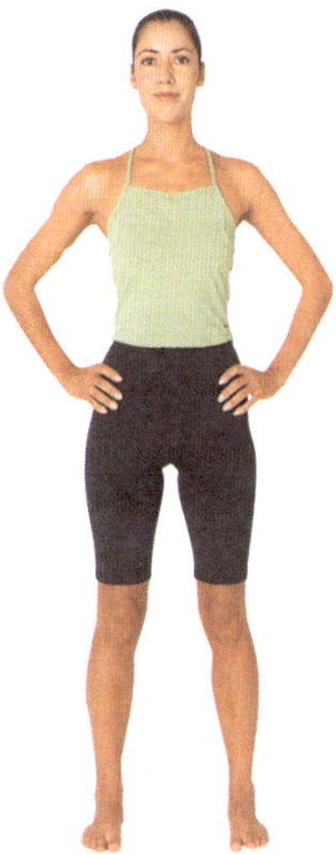

1

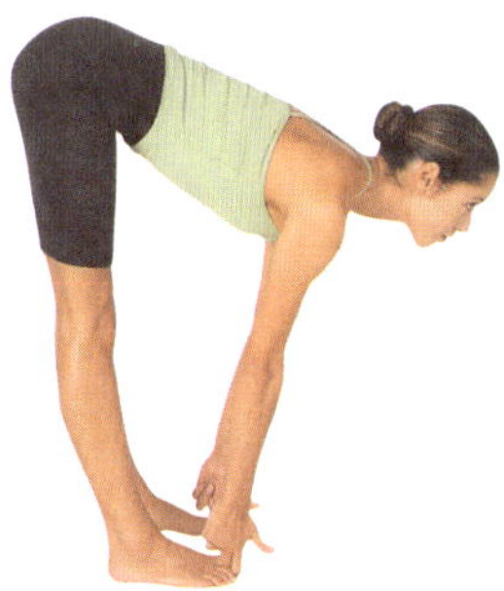

2

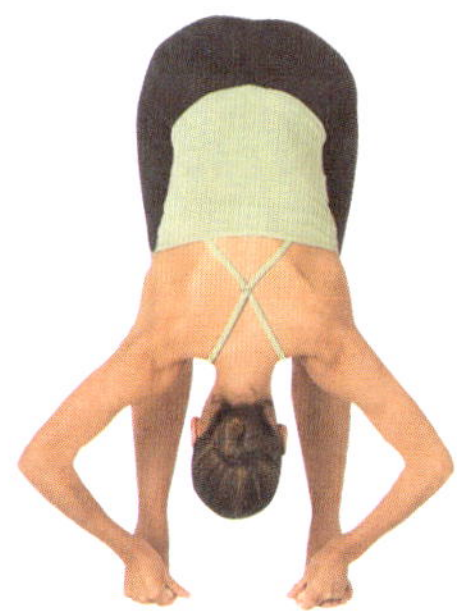

3

POSTURE DU TRIANGLE

Utthita trikonâsana

1 Commencez en position d'attente debout. En inspirant, faites un pas à droite. Tendez les bras à l'horizontale, les paumes vers le bas, et vérifiez que les pieds sont alignés avec les coudes. En expirant, tournez le pied droit vers l'extérieur de 90° et le gauche vers l'intérieur de 45°.

2 En inspirant, ouvrez la poitrine et étirez le cou. En expirant, penchez-vous vers la hanche droite et allez saisir le gros orteil droit avec l'index et le majeur de la main droite. Tirez le bras gauche vers le haut en ouvrant la poitrine et les épaules. Tournez la tête pour regarder le pouce gauche. Gardez la position durant cinq respirations complètes. En inspirant, replacez-vous en position 1 et recommencez le mouvement à gauche. Pour finir, revenez en inspirant, les bras tendus de chaque côté. En expirant, reprenez la position d'attente debout.

Cette posture renforce et tonifie les jambes, les hanches et le dos tout en améliorant la digestion et en soulageant les problèmes respiratoires.

POSTURE DU TRIANGLE

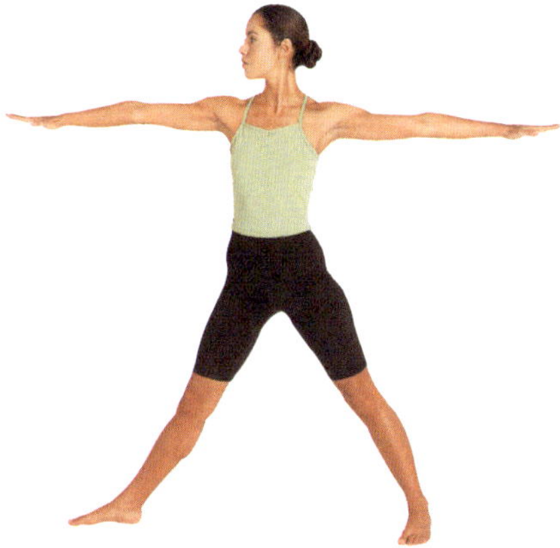

1

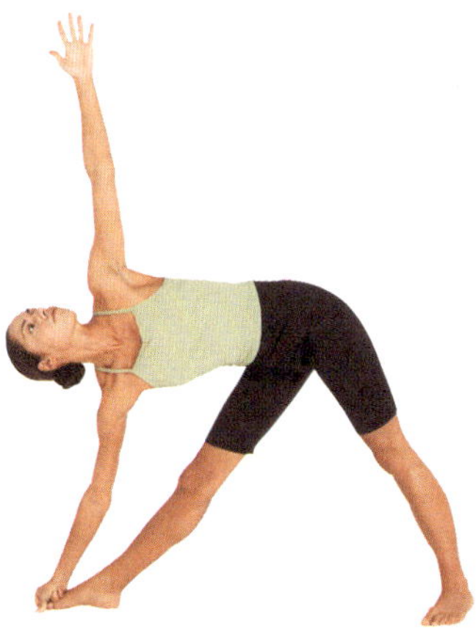

2

ANGLE LATÉRAL EN EXTENSION

Utthita pârshvakonâsana

1 Commencez en position d'attente debout. Inspirez en faisant un pas vers la droite. Étendez les bras à l'horizontale, les paumes vers le bas et alignez les pieds sur les poignets. En expirant, tournez le pied droit vers l'extérieur de 90° et le pied gauche vers l'intérieur de 45°.

2 En inspirant, ouvrez la poitrine et les épaules. En expirant, pliez le genou droit de manière à former un angle droit entre la cuisse et le mollet. Placez la main droite en appui sur le sol, à l'extérieur du pied droit, et le genou droit à l'aisselle. Tendez le bras gauche au-dessus de la tête et étirez-le vers le bas en poussant sur le pied gauche. Regardez le bras tendu et gardez la position durant cinq respirations complètes. En inspirant, reprenez la position 1 et recommencez le mouvement à gauche. Pour terminer, quittez la posture en inspirant. Reprenez la position d'attente debout en expirant.

Cette posture ouvre la cage thoracique, renforce bras, haut du dos, jambes, hanches et améliore la digestion et la respiration.

ANGLE LATÉRAL EN EXTENSION

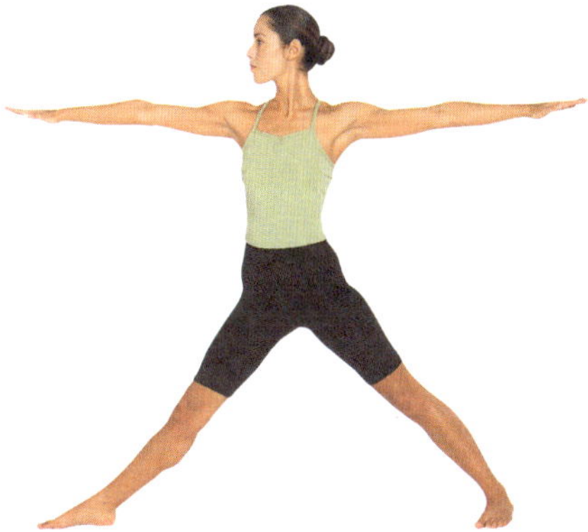

1

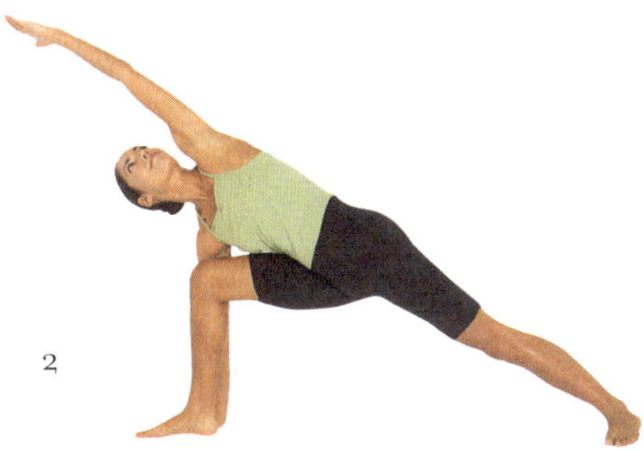

2

ÉTIREMENT INTÉRIEUR JAMBES ÉCARTÉES

Prasarita padottanâsana

1 Commencez en position d'attente debout. En inspirant, écartez bien la jambe droite. Étendez les bras horizontalement et placez les pieds au niveau des poignets, les talons alignés avec les bras et les pieds parallèles.

2 En expirant, descendez les mains sur les hanches.

3 En inspirant, gonflez la poitrine et regardez vers le haut. En expirant, penchez-vous en avant et posez les mains au sol, les épaules bien écartées et les coudes tournés vers l'intérieur. En inspirant, tendez les bras, étirez la colonne vertébrale et regardez vers le haut.

4 En expirant, descendez le torse en dirigeant la tête vers le sol et en pliant les bras. Fixez le bout du nez et gardez la position durant cinq respirations complètes. Inspirez en tendant les bras et en regardant vers le haut. En expirant, posez les mains sur les hanches. Revenez en inspirant en position 2. Replacez-vous en samasthiti en expirant.

Cette posture étire l'intérieur des cuisses, stimule les organes pelviens et favorise la circulation du sang vers le cerveau.

ÉTIREMENT INTÉRIEUR JAMBES ÉCARTÉES

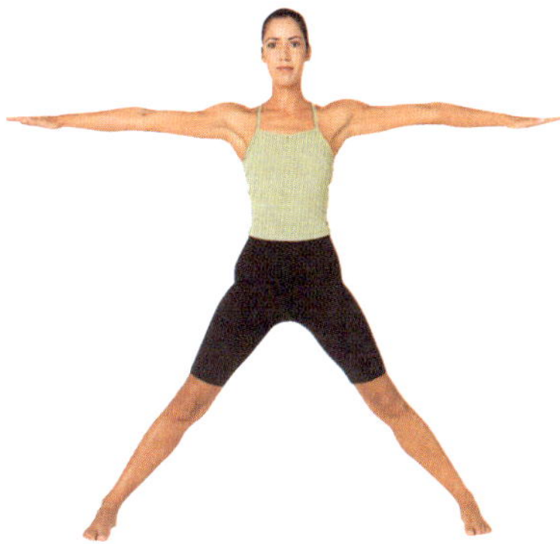

1

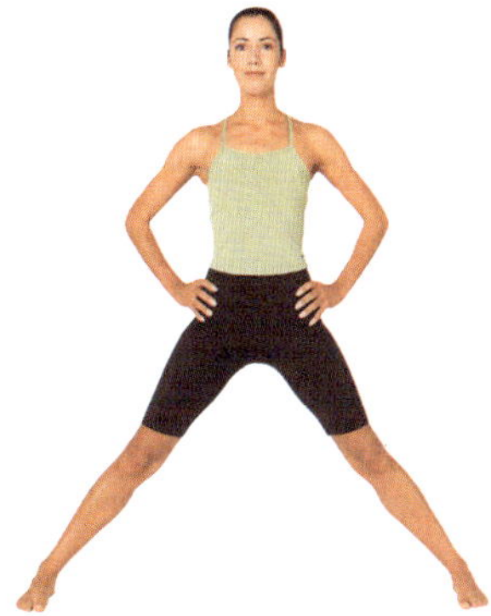

2

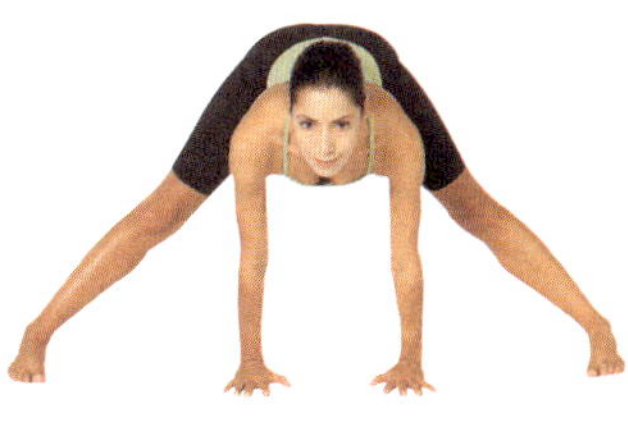

3

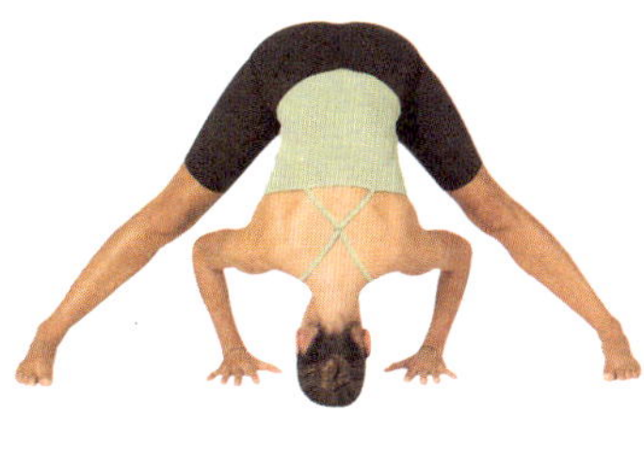

4

ÉTIREMENT DE CÔTÉ AVANT

Pârshvottanâsana

1 Commencez en samasthiti. En inspirant, écartez la jambe droite. Étendez les bras à l'horizontale, paumes vers le sol, et alignez vos pieds au niveau des coudes. En expirant, tournez le pied droit vers l'extérieur de 90° et le gauche vers l'intérieur de 45°. Tournez le corps face au pied droit, penchez-vous en avant à 90° en joignant les mains dans le dos en position de prière. En inspirant, appuyez les paumes l'une contre l'autre, creusez le dos, gonflez la poitrine et regardez vers le haut.

2 En expirant, penchez-vous en avant et rapprochez le menton du tibia droit. Fixez le gros orteil droit et gardez cette position pendant cinq respirations complètes. En inspirant, revenez en position 1 et recommencez le mouvement du côté gauche. Pour terminer, placez les pieds parallèles sur la sixième inspiration. Soufflez en reprenant la position d'attente debout.

Cette posture ouvre les hanches, améliore l'équilibre, tonifie l'abdomen et nettoie le tube digestif et le système respiratoire.

ÉTIREMENT DE CÔTÉ AVANT

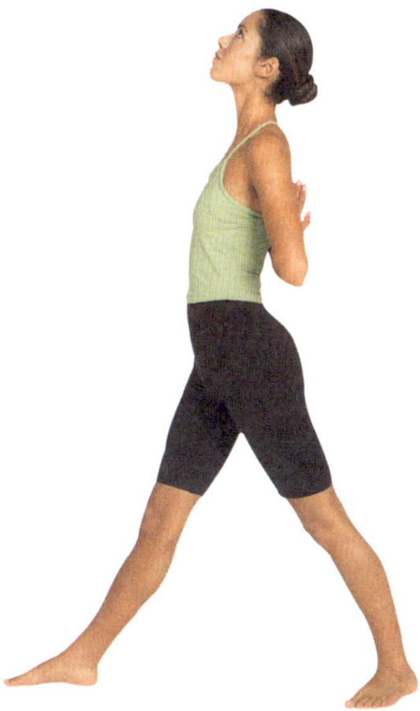

1

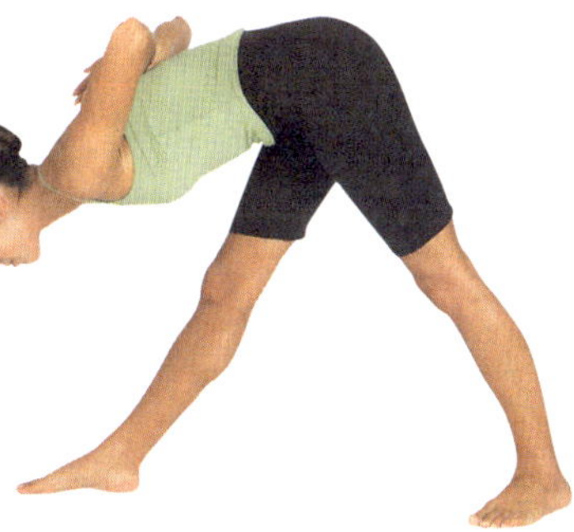

2

ÉTIREMENT DES JAMBES

Utthita hasta padangusthâsana

1 Commencez en position d'attente debout. En inspirant, soulevez la jambe droite pliée et crochetez le gros orteil avec l'index et le majeur de la main droite. Posez la main gauche sur la hanche gauche et agrippez-la fermement.

2 En expirant, étirez la jambe droite autant que possible devant vous en conservant la prise sur le gros orteil. Fixez le gros orteil ou un point en face de vous pour vous aider à garder l'équilibre. Gardez la position durant cinq respirations complètes.

3 En inspirant, ouvrez la poitrine. En expirant, tirez la jambe droite vers l'extérieur. Tournez la tête pour voir par-dessus l'épaule gauche et regardez un point fixe. Gardez la position durant cinq respirations complètes. En inspirant, replacez-vous en position 2. Relâchez votre prise et revenez en position d'attente debout en expirant. Recommencez avec la jambe gauche.

Cette posture améliore la souplesse des hanches, renforce les jambes et stimule les reins et le système digestif.

ÉTIREMENT DES JAMBES

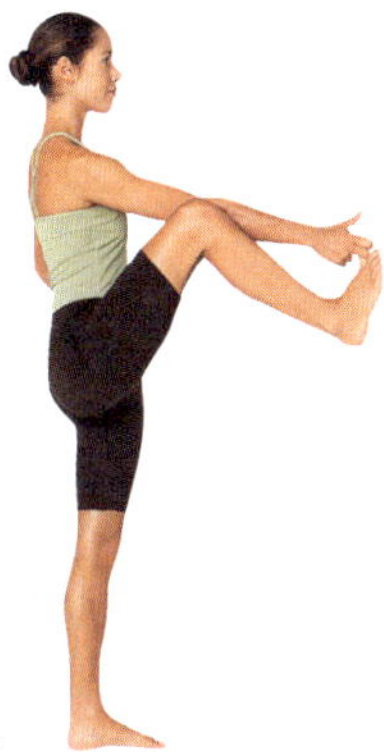

1

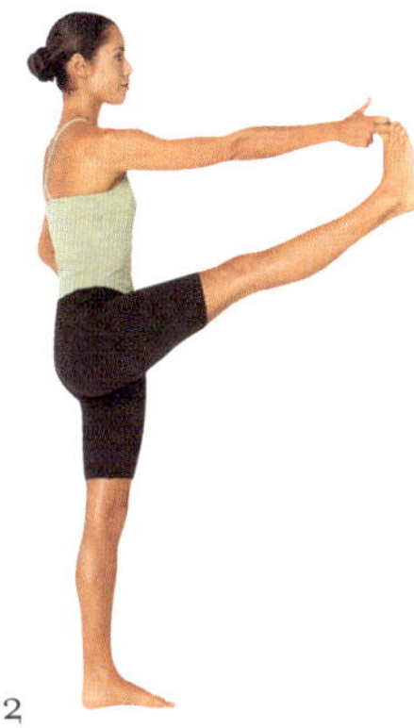

2

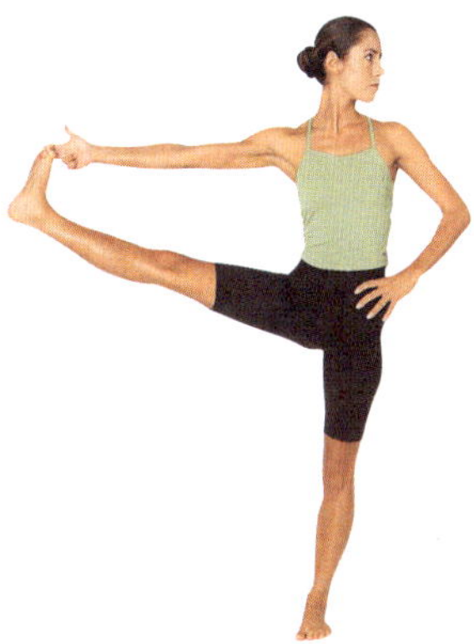

3

POSTURE DE L'ARBRE

Vrksâsana

1 Commencez en position d'attente debout. En inspirant, déplacez le poids du corps sur la jambe gauche, la main droite fermement en appui sur la hanche droite. En expirant, placez la plante du pied droit contre l'intérieur de la cuisse gauche, le talon le plus près possible de l'aine. Pressez le pied et la cuisse l'un contre l'autre en tirant le genou droit vers l'arrière. Fixez un point devant vous pour garder l'équilibre.

2 En inspirant, gonflez la poitrine, tirez les épaules en arrière et étirez la colonne vertébrale vers le haut. En expirant, joignez les mains devant la poitrine. Fixez le bout du nez ou un point en face de vous. Gardez la posture durant cinq respirations complètes. En inspirant, retirez le pied de la cuisse. En expirant, revenez en position d'attente. Recommencez l'exercice du côté gauche.

Cette posture renforce les pieds et les chevilles, ouvre les hanches, améliore la flexibilité des genoux et développe l'équilibre et la concentration.

POSTURE DE L'ARBRE

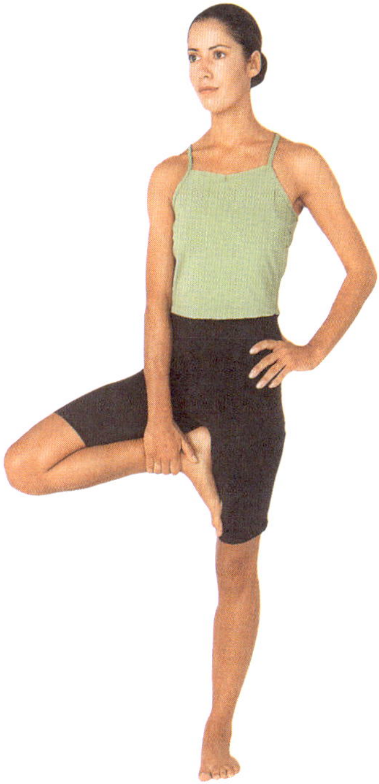

1

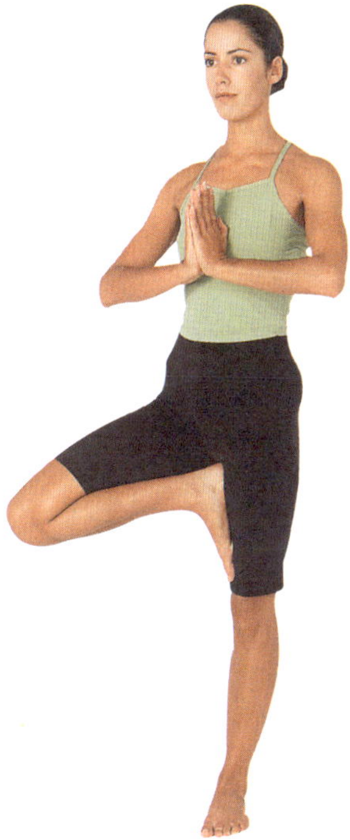

2

POSTURE DU GUERRIER

Virabhadrâsana

La posture du guerrier marque la fin des postures debout et facilite la transition vers les postures au sol. Elle améliore la force de manière générale, la souplesse et la vigueur, recentre la colonne vertébrale, ouvre la cage thoracique, étire l'intérieur des cuisses et tonifie le fessier et les abdominaux.

1 De la position d'attente debout, suivez les étapes 1 à 6 de la salutation au soleil A (voir pages 38-41). Restez en position 6 durant une respiration complète.

1

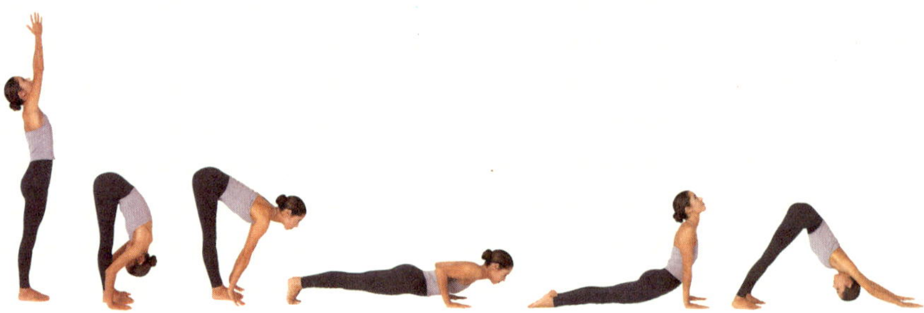

2 En inspirant, pliez les genoux et rapprochez les pieds des mains. Les pieds joints et les genoux pliés, basculez le bassin vers l'avant en prenant la posture assise. Levez les bras, mains jointes au-dessus de la tête. Regardez les pouces et conservez la position durant cinq respirations complètes.

(suite)

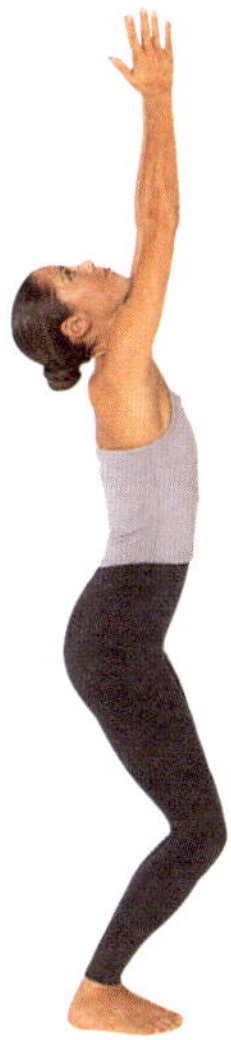

2

3 En expirant, redressez les jambes et tendez les mains vers le ciel pour vous retrouver en position 1 de la salutation au soleil A. Suivez les étapes 1 à 6 de cette posture en gardant la position 6 durant une respiration complète.

4 En inspirant, tournez le pied gauche vers l'extérieur de 45° et avancez le droit en direction des mains. Continuez à inspirer, pliez le genou droit à 90° en ajustant la position du pied si nécessaire. Dans le même temps, redressez le torse en amenant les mains jointes au-dessus de la tête. Vérifiez que la jambe arrière est tendue et le pied arrière à plat sur le sol. Fixez les pouces et gardez la position pendant cinq respirations complètes.

3

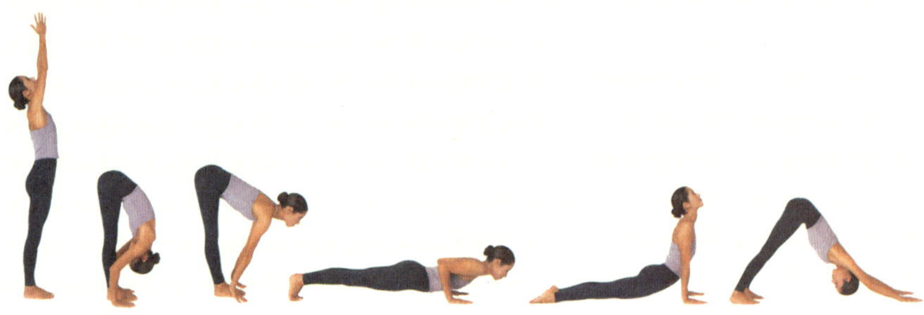

5 En inspirant, les bras au-dessus de la tête, les paumes pressées l'une contre l'autre, tendez la jambe droite, faites pivoter le pied gauche vers l'extérieur et le droit vers l'intérieur, tournez le buste dans l'autre sens. En expirant, pliez le genou gauche à angle droit. Ajustez l'espace entre les pieds si nécessaire et vérifiez que la jambe arrière est tendue et le pied arrière bien à plat sur le sol. Fixez les pouces. Gardez la position durant cinq respirations complètes.

(suite)

(suite)

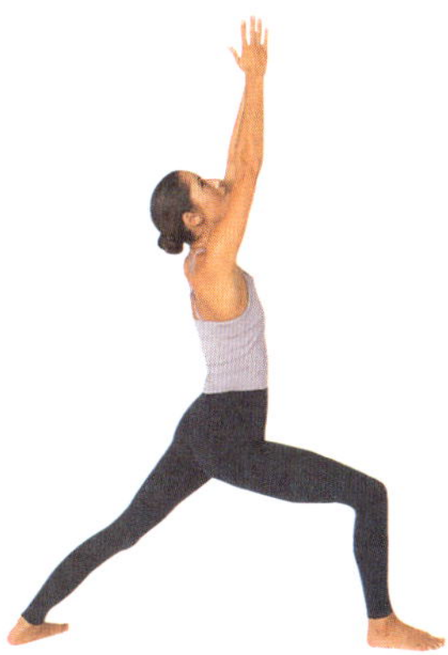

4

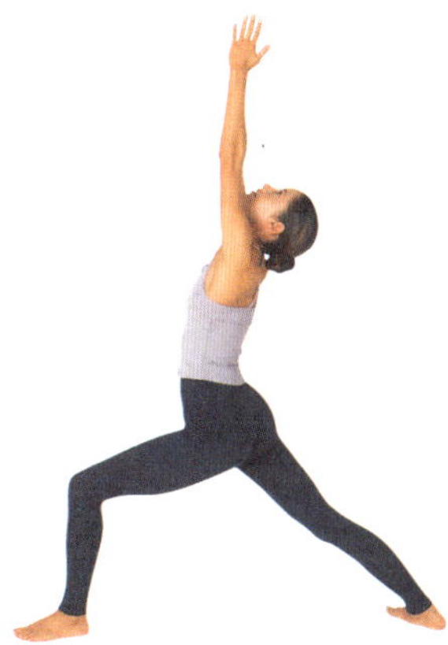

5

6 En expirant, tendez les bras à l'horizontale de chaque côté, paumes vers le sol. Étirez les bras le plus loin possible en ouvrant la poitrine et les épaules. Fixez le majeur de la main gauche. Gardez la position durant cinq respirations complètes.

7 En inspirant, gardez les bras parallèles au sol, étirez la jambe gauche, faites pivoter le pied droit vers l'extérieur, le gauche vers l'intérieur et le corps dans le sens opposé. En expirant, pliez le genou droit à 90°.

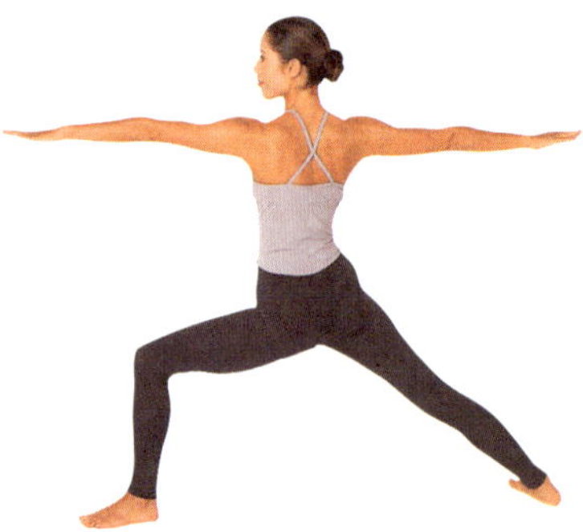

6

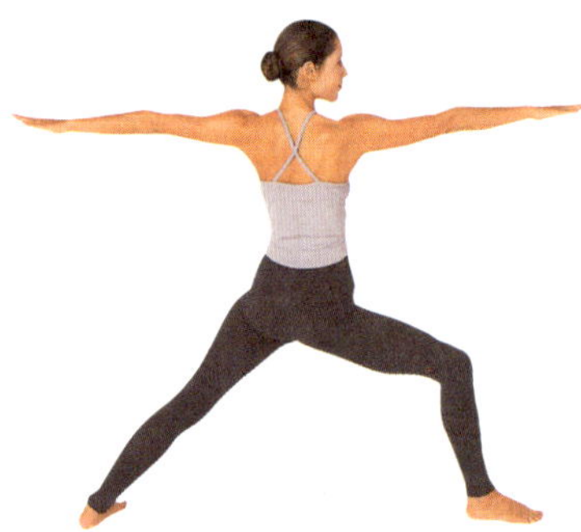

7

Ajustez l'espace entre les pieds si nécessaire et vérifiez que la jambe arrière est tendue et le pied arrière à plat sur le sol. Fixez le majeur de la main droite et gardez la posture durant cinq respirations complètes.

8 En inspirant, faites pivoter le bras gauche pour le placer à côté du droit. En expirant, posez les mains au sol de chaque côté du pied droit puis reculez-le pour vous retrouver en appui sur les mains. Descendez en position 4 de la salutation au soleil A. Suivez les étapes 4 à 9 de la salutation au soleil A en gardant la position 6 (chien orienté vers le bas) durant une respiration complète.

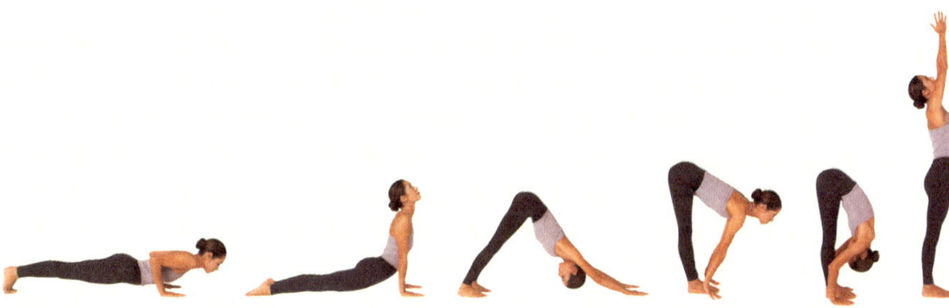

8

Loin du bavardage des sens
et de l'agitation incessante de l'esprit
se trouve un océan de calme.
Le sage appelle ce calme
le plus haut niveau d'existence.
C'est là que nous trouvons l'unité.
Pour ne jamais plus la quitter.

KATHA UPANISHAD

(Ve SIÈCLE AV. J.-C.)

Il a ses racines dans les mondes d'en haut
et ses branches sur la terre en dessous.
C'est l'arbre de l'éternité.
Sa racine pure est Brahman,
l'immortel qui donne la vie
que personne ne peut transcender.

KATHA UPANISHAD

(Ve SIÈCLE AV. J.-C.)

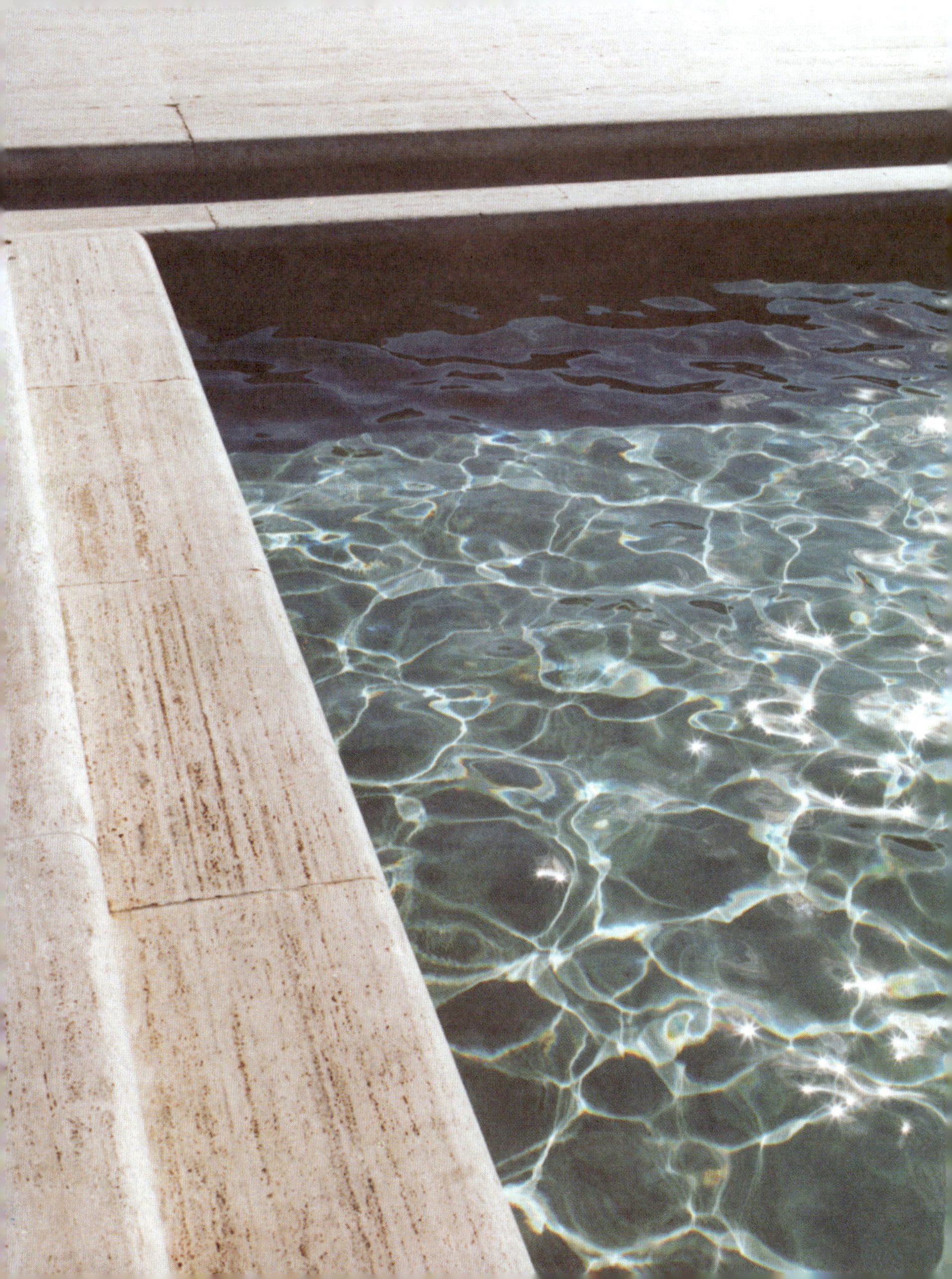

Chapitre 4

Les postures au sol

Les postures au sol de la série initiale développent le processus commencé avec la séquence debout. Nous explorons une nouvelle relation avec nos bases lorsque nos points de contact avec le sol passent des pieds aux fesses et aux mains, ce qui offre une plus grande assise et un centre de gravité plus bas. Le résultat en est une meilleure stabilité qui nous permet de prêter plus d'attention à la respiration et développe la conscience du corps. Les postures au sol nous permettent également un meilleur contact avec le chakra racine (voir pages 16-19), qui a un effet stabilisateur sur nos émotions.

Un certain nombre de postures sont penchées vers l'avant, le torse au-dessus des jambes afin d'allonger la colonne vertébrale, d'améliorer la souplesse et de dégager les vertèbres, ainsi que d'étirer et de délier les tendons. Pour contrebalancer la posture, la séquence inclut également des positions plus ouvertes qui plient la colonne vertébrale en sens inverse.

Un demi-vinyasa (voir pages 76-77) est exécuté entre chaque posture. Ce chapitre présente une version modifiée adaptée aux débutants. Les demi-vinyasa relient non seulement les postures, mais conservent également la chaleur interne générée dans les séquences antérieures. Ils rééquilibrent et centrent le corps entre les postures, et ont un effet sur le haut du corps et la résistance abdominale qui nous aide à développer davantage de force interne.

LE DEMI-VINYASA

1 Commencez en position d'attente assise avec les jambes allongées devant vous, les mains à plat sur le sol juste derrière les hanches. En inspirant, croisez les jambes en rapprochant les pieds aussi près que possible du fessier. Posez les mains devant les pieds, écartées d'un peu plus d'une largeur d'épaules, les doigts dirigés vers l'avant.

2 En prenant appui sur les mains, roulez en avant en soulevant les fesses du sol.

3 Expirez, déplacez votre poids vers l'avant et rejetez les jambes vers l'arrière pour vous retrouver en appui sur les mains et les orteils. Descendez le corps en pliant les bras jusqu'à ce que le menton touche presque le sol.

4 Inspirez, posez le dessus des pieds au sol, tendez les bras, poussez la poitrine entre les mains et regardez vers le haut.

5 En expirant, poussez vers l'arrière avec les bras et remontez les hanches. Gardez la position durant une respiration complète. En inspirant, revenez en position 2 en rapprochant les pieds des mains et en croisant les jambes quand les pieds touchent le sol. En expirant, étendez les jambes pour préparer la prochaine posture.

LE DEMI-VINYASA

1

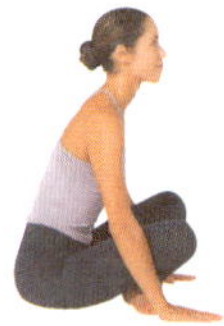

2

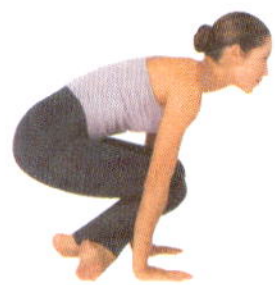

3

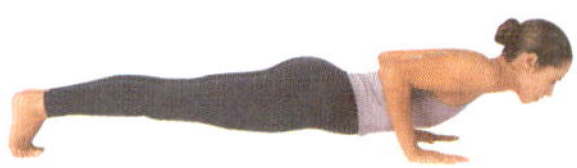

4

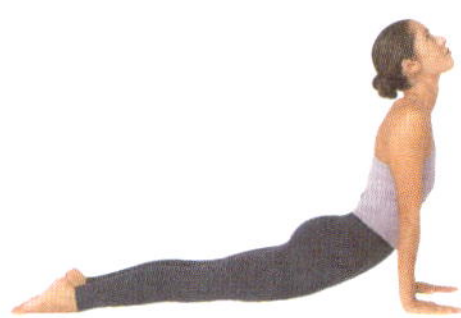

5

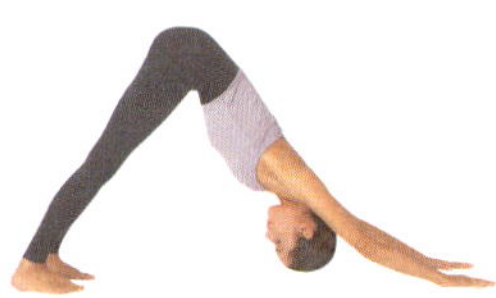

POSTURE DU BÂTON/LA PINCE

Dandâsana/Pashcimattanâsana

1 Prenez la position d'attente assise, jambes allongées devant vous, mains à plat sur le sol derrière les hanches et doigts vers l'avant. En inspirant, gonflez la poitrine et tirez les épaules en arrière. En expirant, rentrez le menton et repliez les chevilles. Fixez vos orteils. Gardez la position durant cinq respirations complètes.

2 En inspirant, relevez le menton, étirez la colonne vertébrale vers le haut et rentrez l'abdomen. En expirant, allez crocheter les gros orteils avec l'index et le majeur de chaque main. En inspirant allongez la colonne vertébrale et regardez vers le haut.

3 En expirant, tirez sur les bras pour vous allonger sur les jambes. Pliez les coudes vers l'extérieur en poussant le menton vers les tibias. Fixez les orteils et tenez pendant cinq respirations complètes. En inspirant, revenez en position 1. Expirez puis faites un demi-vinyasa.

Cette posture étire la colonne vertébrale et les tendons, masse les organes internes et renforce le cœur.

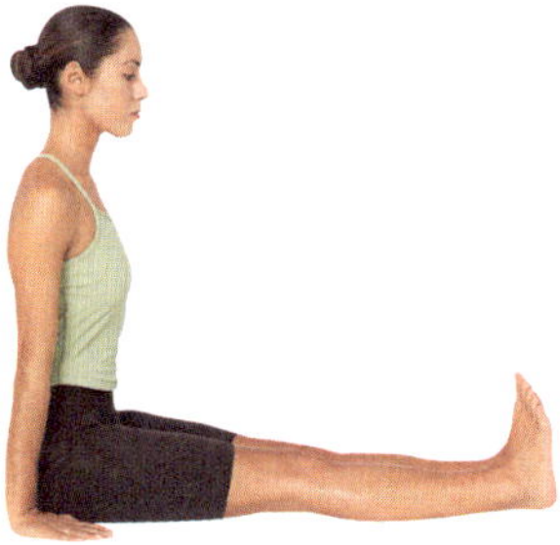

1

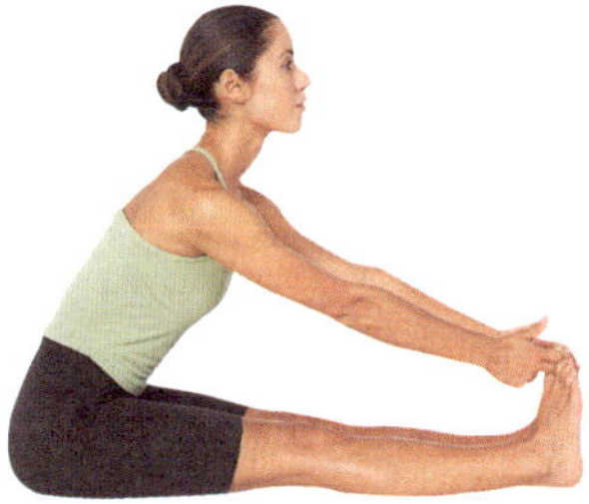

2

3

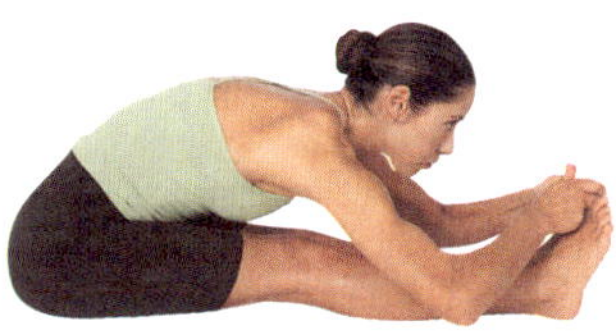

EXTENSION DOS ARQUÉ

Pûrvattanâsana

1 Commencez en position d'attente assise en appuyant les paumes sur le sol et en gonflant la poitrine sur l'inspiration. En expirant, reculez les mains de 20 à 30 cm derrière les hanches, écartées d'une largeur d'épaules, les doigts vers l'avant.

2 En inspirant, soulevez les hanches en gardant les jambes serrées. Laissez la tête tomber en arrière sans contracter le cou. Enfoncez la plante des pieds dans le sol pour conserver les jambes tendues et rentrez les hanches. Poussez sur les mains en tirant les épaules en arrière et gonflez la poitrine. Concentrez-vous sur bhrûmadhya, le « troisième œil » (voir page 27) et gardez la position durant cinq respirations complètes. Relevez la tête en inspirant. En expirant, replacez les hanches au sol et détendez les bras. Faites un demi-vinyasa (voir page 76).

Cette posture renforce les bras, les épaules et l'abdomen, ouvre la cage thoracique et détend le système nerveux.

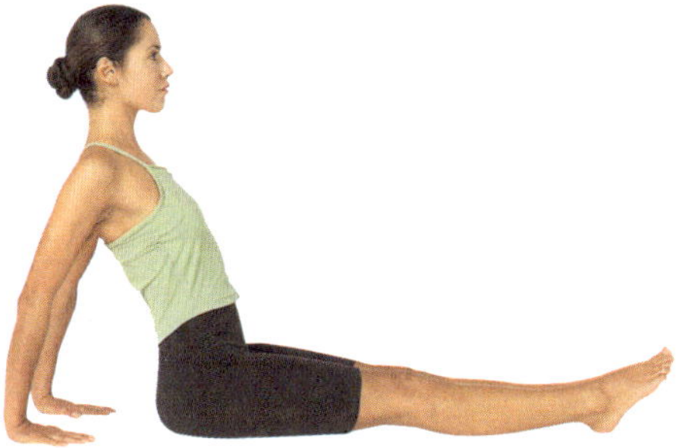

1

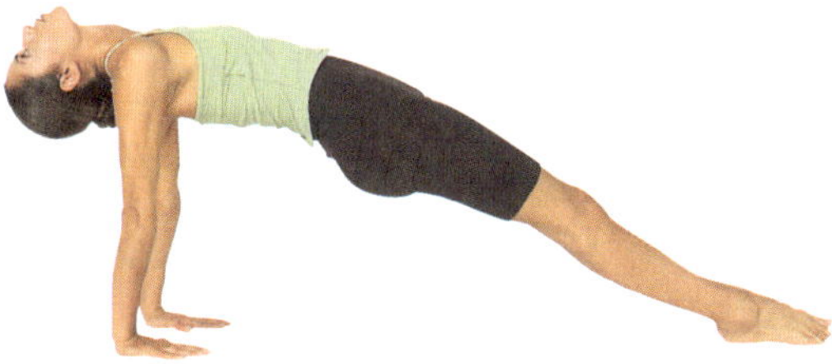

2

POSTURE TÊTE AU GENOU

Jânusirsâsana

1 Commencez en position d'attente assise. En inspirant, ouvrez la jambe droite pliée en saisissant la cheville avec la main gauche. En expirant, calez le talon contre l'aine, la plante du pied le long du côté intérieur de la cuisse gauche. Le genou droit est pointé à 90° vers l'extérieur, l'articulation le plus près possible du sol.

2 En inspirant, penchez-vous en avant sur la jambe gauche en attrapant le pied gauche (ou le tibia) avec les deux mains. Tirez sur la prise en étirant la colonne vertébrale et regardez vers le haut.

3 En expirant, rapprochez la poitrine du genou et le menton du tibia. Fixez les orteils du pied gauche et gardez la position durant cinq respirations complètes. Inspirez en relevant la tête et en étirant les vertèbres. En expirant, lâchez le pied et allongez la jambe. Recommencez du côté gauche puis faites un demi-vinyasa.

Cette posture étire les jambes, détend bas du dos, hanches et genoux, stimule la circulation et le système urinaire.

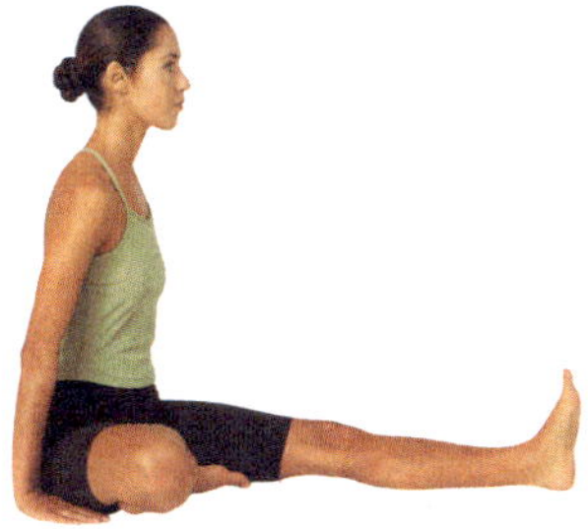

1

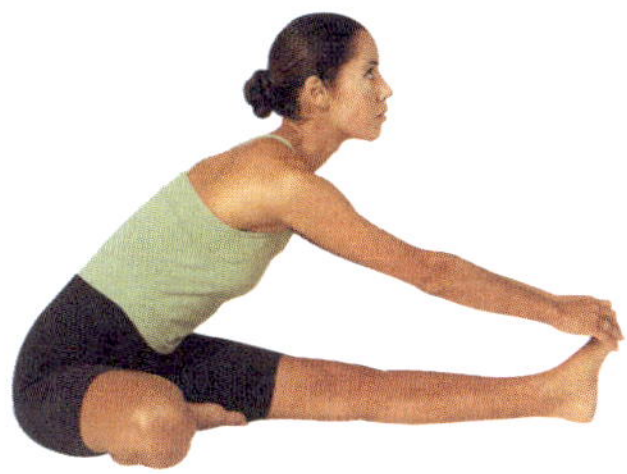

2

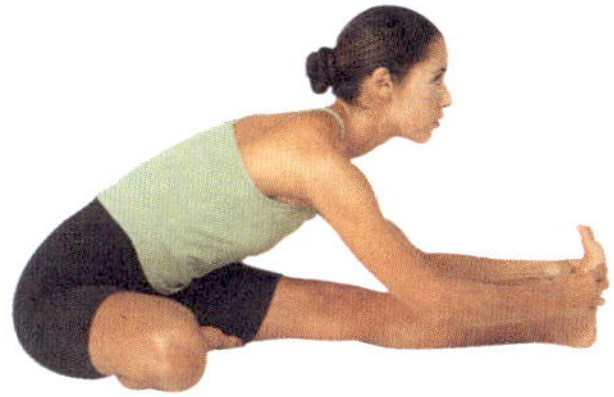

3

POSTURE DU FILS DE BRAHMÂ

Marichyâsana

1 Commencez en position d'attente assise. En expirant, pliez le genou droit en rapprochant le pied de la hanche. Alignez l'extérieur du pied avec l'extérieur de la fesse et posez la main gauche à plat sur le sol à côté de la hanche gauche. En inspirant, tendez le bras droit au-dessus de la tête, allongez l'abdomen et regardez vers le haut.

2 En expirant, penchez-vous vers l'avant, passez le bras droit autour de la jambe droite et, dans le dos, essayez de saisir le poignet gauche avec la main droite. En inspirant, étirez la colonne vertébrale et regardez vers le haut.

3 En expirant, poussez la poitrine vers le genou gauche. Fixez les orteils du pied gauche et gardez la position durant cinq respirations complètes. Pour terminer, inspirez en étirant la colonne vertébrale et en regardant vers le haut. En expirant, quittez la posture et recommencez du côté gauche, puis faites un demi-vinyasa.

Cette posture soulage les tensions du bas du dos, nettoie les reins, régule la digestion et facilite le transit intestinal.

POSTURE DU FILS DE BRAHMÂ

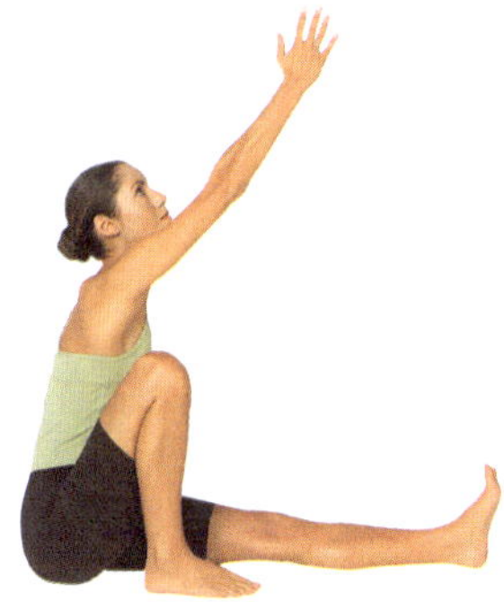

1

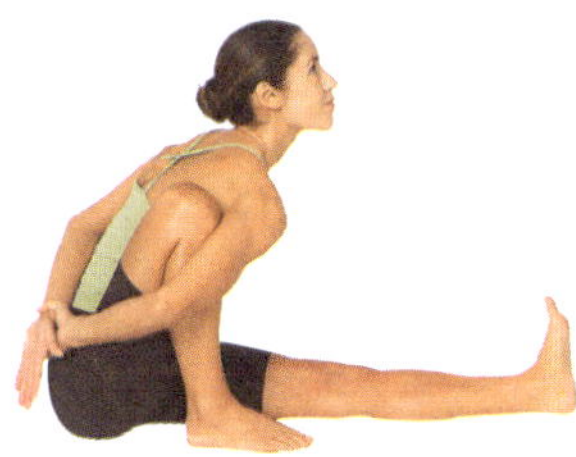

2

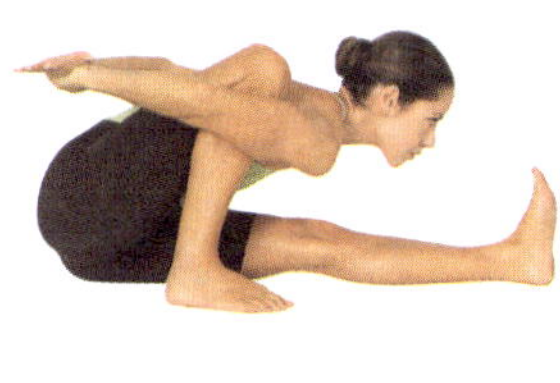

3

POSTURE DU BATEAU

Navâsana

1 Commencez en position d'attente assise. En inspirant, penchez-vous en arrière et soulevez les jambes serrées devant vous, orteils et jambes tendues (pliez les genoux si nécessaire). Placez les bras parallèlement au sol, les paumes face à face. Étirez jusqu'au bout des doigts, bombez la poitrine et tirez les épaules en arrière. Fixez les orteils et gardez la position durant cinq respirations complètes.

2 En inspirant, posez les mains à plat sur le sol de chaque côté des hanches, les doigts dirigés vers l'avant. En expirant, croisez les chevilles et placez les genoux au niveau de la poitrine. En appui sur les mains, rentrez l'abdomen, rentrez le torse et soulevez le corps du sol. En inspirant, reposez le corps et reprenez la position 1. Recommencez l'exercice de trois à cinq fois avant de faire un demi-vinyasa.

Cette posture renforce les abdominaux et le bas du dos et stimule les viscères, en particulier les intestins.

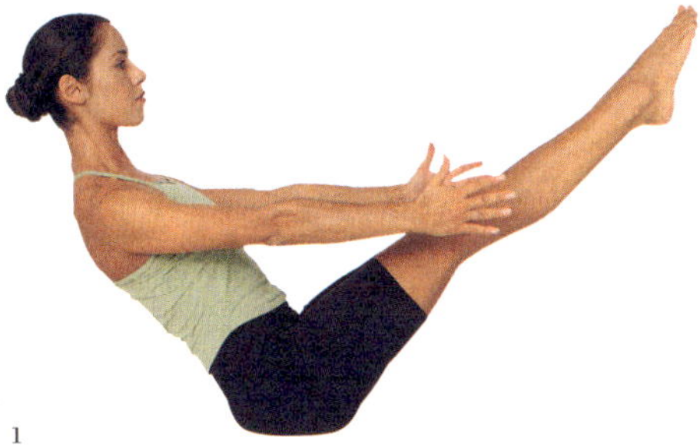

1

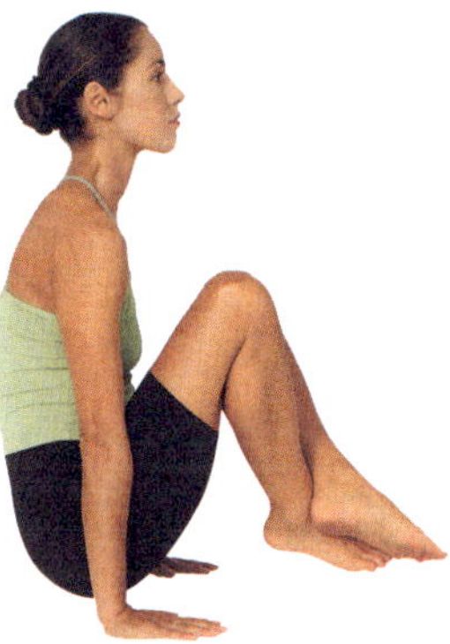

2

POSTURE À ANGLE LIÉE

Baddhakonâsana

1 Commencez en position d'attente assise. En expirant, rapprochez les pieds de l'entrejambe. Prenez-les dans vos mains, détendez les muscles des hanches et de l'aine, et laissez les genoux tomber vers le sol.

2 En inspirant, enfoncez les pouces dans la plante des pieds juste au-dessous de la partie bombée du muscle fléchisseur du gros orteil et « écartez » les pieds pour en voir la plante. Utilisez la rotation des pieds pour descendre les genoux. Gonflez la poitrine, tirez les épaules en arrière et allongez la colonne vertébrale.

3 En expirant, pliez-vous en avant sur les pieds, dos droit, en gonflant la poitrine. Pliez les coudes en utilisant les avant-bras pour appuyer sur les cuisses. Fixez le bout du nez et gardez la position durant cinq respirations complètes. En inspirant, redressez le corps. En expirant, quittez la posture avant de faire un demi-vinyasa.

Cette posture ouvre les hanches, étire l'intérieur des cuisses, renforce le dos et améliore la circulation pelvienne.

POSTURE À ANGLE LIÉE

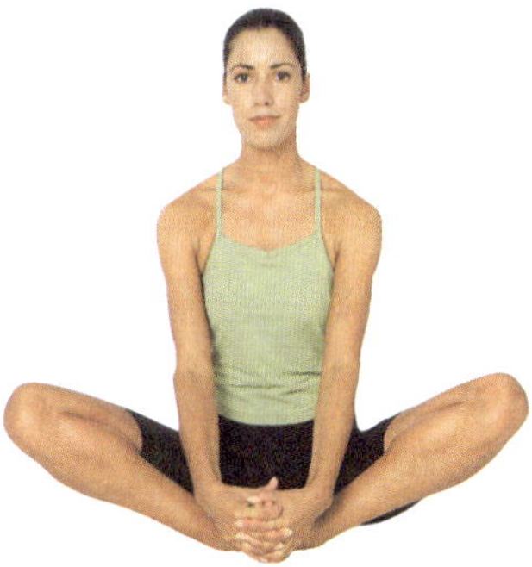

1

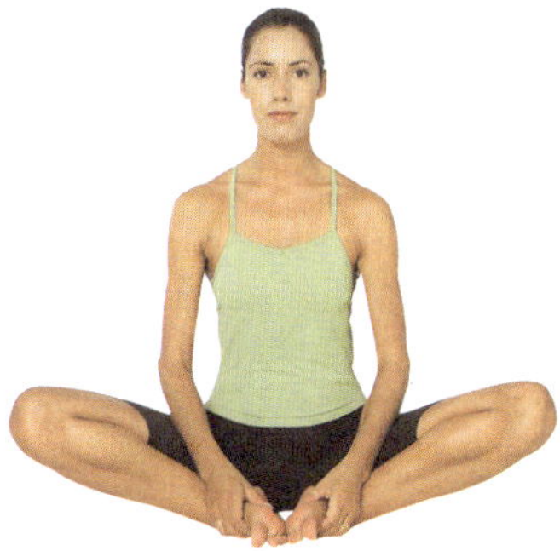

2

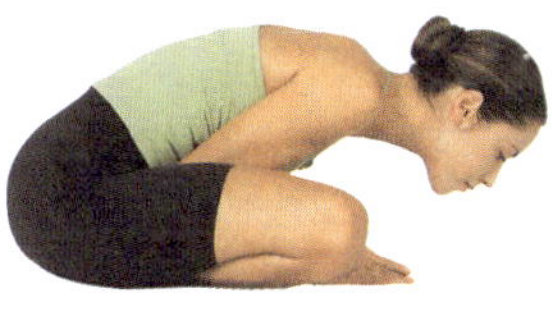

3

POSTURE DU PONT

Setubandhâsana

1 Commencez en position d'attente assise. En expirant, allongez-vous sur le dos en repliant les genoux et en rapprochant les pieds à plat au sol le plus près possible du fessier. En gardant les talons joints, tournez les pieds vers l'extérieur et laissez les genoux s'écarter tout en conservant la plante des pieds en contact avec le sol.

2 En inspirant, posez les paumes au sol, les pouces sous le fessier. Pliez les bras et soulevez le torse en prenant appui sur les avant-bras. Creusez les reins et penchez la tête en arrière jusqu'à ce qu'elle repose sur le sol.

3 En expirant, repliez les bras sur la poitrine, les mains sur les épaules. Répartissez votre poids entre tête, fesses et pieds. Fixez le bout du nez et gardez la position durant cinq respirations complètes. En inspirant, posez les avant-bras au sol et relevez la tête. En expirant, revenez en position d'attente assise et faites un demi-vinyasa.

Cette posture permet d'ouvrir la poitrine et d'améliorer la capacité respiratoire.

POSTURE DU PONT

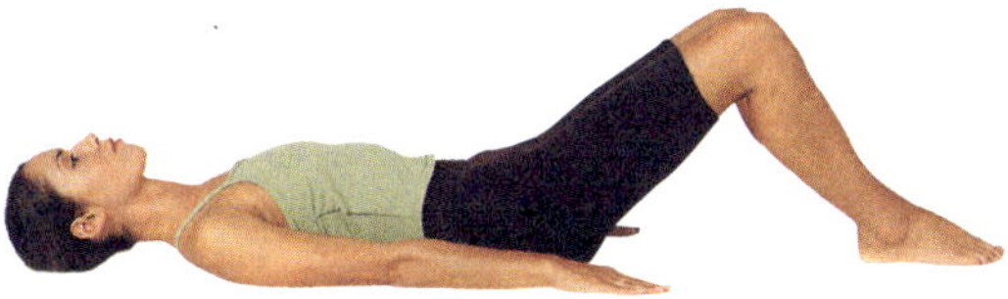

1

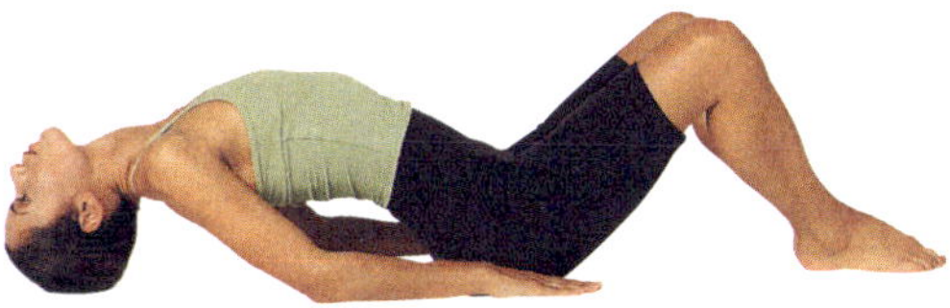

2

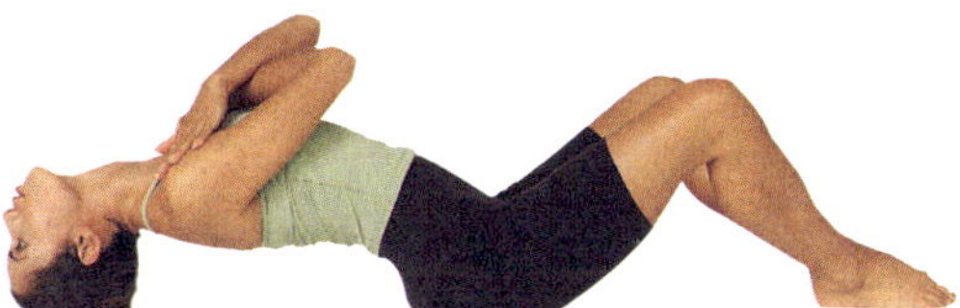

3

ARC TOURNÉ VERS LE HAUT

Ûrdhva dhanurâsana

1 Commencez en position d'attente assise. En expirant, allongez-vous sur le dos, les bras le long du corps. Repliez les genoux et rapprochez les pieds des fesses, bien à plat, légèrement plus écartés qu'une largeur de hanches.

2 En inspirant, saisissez les chevilles et poussez vers le haut avec le bassin en creusant le dos. Portez votre poids sur les épaules plutôt que sur le cou. Fixez le bout du nez et gardez la position durant cinq respirations complètes plus une sixième inspiration. Sur la sixième expiration, revenez lentement au sol. Recommencez l'exercice trois fois. Exécutez ensuite la posture du bâton (voir pages 78-79), en gardant la position durant dix respirations complètes. Terminez par un demi-vinyasa.

Cette posture énergétique développe la force et la souplesse du corps entier, notamment colonne vertébrale, jambes, fesses, bras, épaules et haut du dos. Elle étire également le devant des jambes et l'abdomen et dégage la poitrine et les épaules.

ARC TOURNÉ VERS LE HAUT

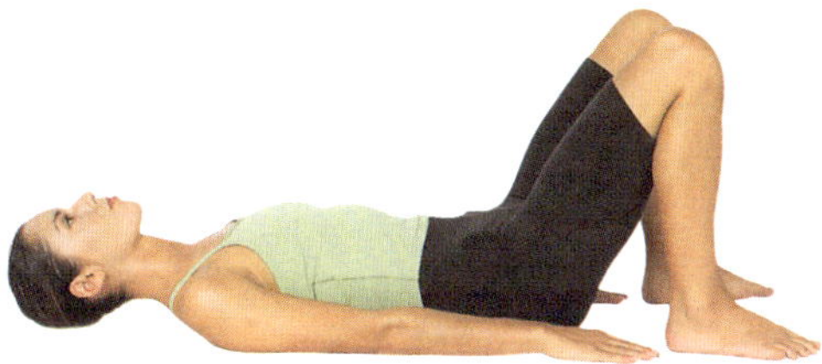

1

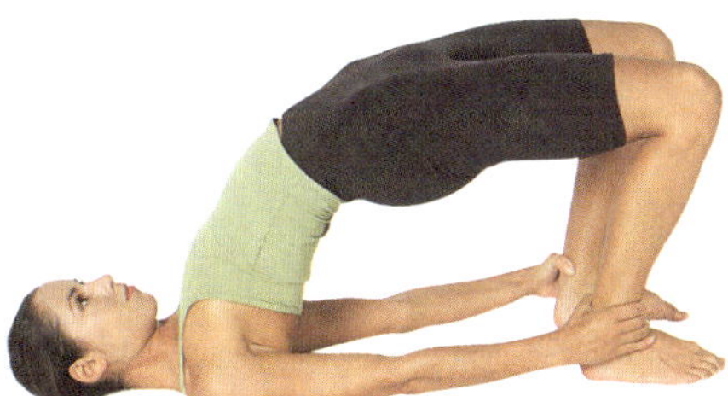

2

Celui qui, telle une tortue
qui rétracte ses membres au fond de sa carapace,
peut détacher ses sens de leurs objets,
celui-là possède le vrai savoir.

BHAGAVAD GITA

(VIe SIÈCLE AV. J.-C.)

Faites le calme,
dirigez l'attention vers l'intérieur
et vouez la conscience au Moi.
Car la sagesse que vous recherchez
se cache à l'intérieur.

BHAGAVAD GITA

(VIe SIÈCLE AV. J.-C.)

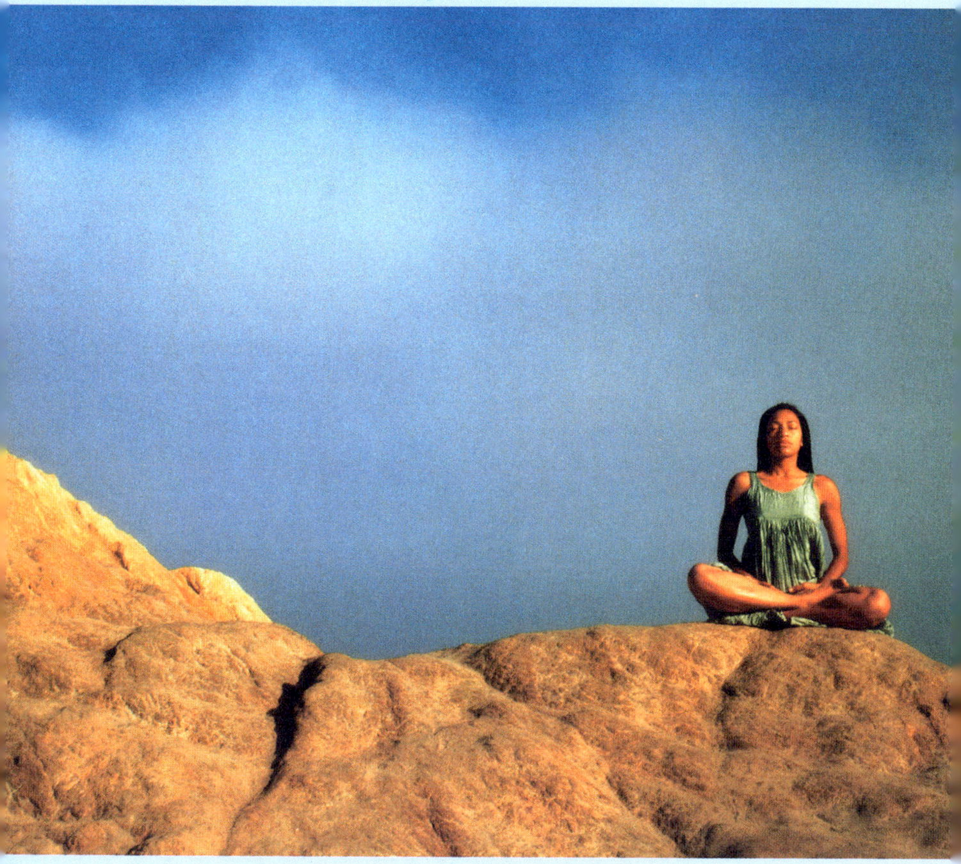

Chapitre 5

Le cycle final

Le cycle final est une composante essentielle de toute pratique du yoga Ashtanga. Bien que de courte durée, il est essentiel et ne doit pas être bâclé. Il est composé d'un certain nombre de postures d'inversion associées à des contre-postures d'équilibrage. La position tête en bas, par exemple, envoie un surplus d'oxygène au cerveau, ce qui améliore ses performances, comme la perception sensorielle, et nous permet de penser de manière plus claire et plus efficace avec une meilleure concentration.

Chaque posture n'est pas maintenue plus longtemps que celles des séquences précédentes et le rythme de la respiration ujjâyî est ralenti, ce qui permet au yogi de ramener le corps à un état d'équilibre interne où les muscles se détendent, la respiration cellulaire ralentit, le besoin en oxygène du sang diminue, le rythme cardiaque se calme et la température du corps baisse.

Tout au long des séquences, vous pouvez continuer la respiration ujjâyî. Cependant, au fur et à mesure que vous progressez dans les postures, laissez chaque respiration devenir plus longue et détendue, jusqu'à ce que vous retrouviez la respiration normale de la posture du cadavre (voir page 108).

Les postures du cycle final devraient vous laisser frais et détendu. Elles sont parfaites pour être pratiquées seules ou associées à la salutation au soleil après une journée de travail chargée.

POSTURE DE LA CHARRUE/LA CHANDELLE

Halâsana/Salamba sarvangâsana

1 En expirant, allongez-vous en plaçant vos bras le long du corps. Après cinq longues respirations complètes, inspirez en poussant sur les bras, levez les jambes et repliez-les aux épaules.

2 Pliez les coudes et soutenez le dos avec les mains. Lorsque vous êtes stable, étendez les jambes en pointant les orteils vers le haut et en rentrant l'abdomen pour soutenir le dos. Fixez les orteils ou le bout du nez et restez en position pendant dix respirations complètes.

3 En expirant, basculez les pieds au sol derrière vous en gardant le dos droit et les jambes tendues. Puis posez les bras à plat sur le sol et joignez les mains en croisant les doigts. Fixez l'abdomen ou le bout du nez. Gardez la position durant dix respirations complètes. En inspirant, replacez les jambes en position 1 en vous servant des mains. Relâchez la posture en expirant.

Cette posture étire et renforce le haut du corps, stimule la circulation et améliore la digestion.

POSTURE DE LA CHARRUE/LA CHANDELLE

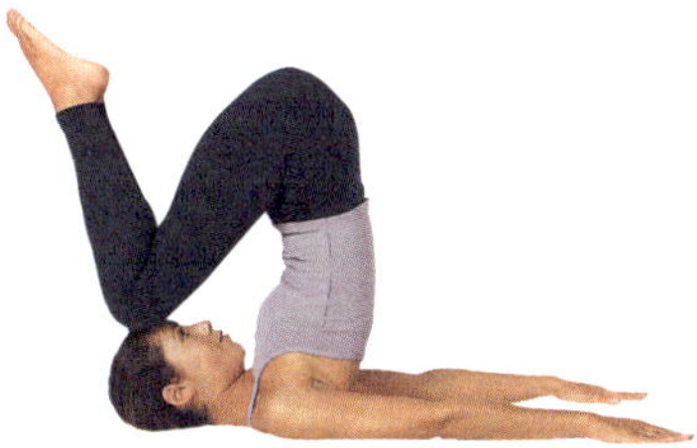

1

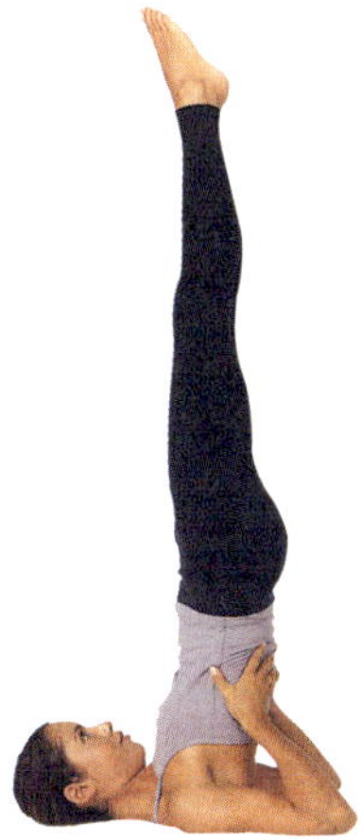

2

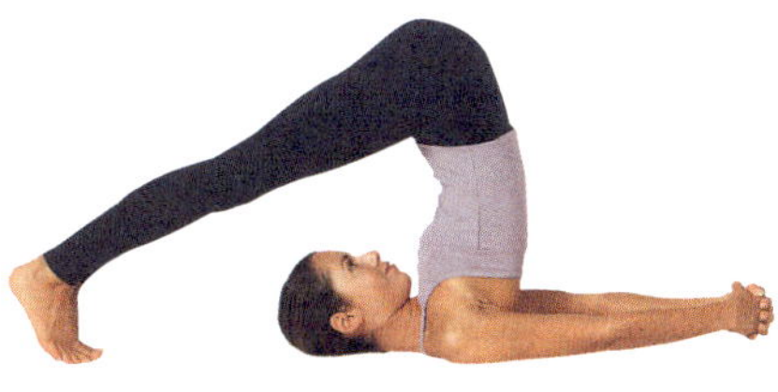

3

POSTURE DU POISSON/ POSTURE JAMBES TENDUES

Mâtsyâsana/Uttanapadâsana

1 Allongez-vous sur le dos, jambes tendues. En inspirant, posez les mains à côté des fesses, pliez les coudes et soulevez le haut du corps avec les avant-bras.

2 Expirez, cambrez-vous en laissant la tête reposer sur le sol. Sortez la poitrine, tirez sur l'abdomen et tendez les orteils. Concentrez-vous sur le « troisième œil » et gardez la position durant dix longues respirations.

3 Votre poids réparti sur la tête et le bas du corps, étendez les bras au-dessus du torse en expirant, les mains jointes. En gardant les jambes tendues, pieds joints, soulevez-les du sol en pointant les doigts en direction des pieds. Fixez le bout du nez et gardez la position durant dix longues respirations. Reposez les avant-bras au sol en inspirant et relevez la tête. Reposez le torse et les jambes en expirant.

Cette contre-posture à la chandelle libère les tensions du haut du dos et dégage la poitrine, les épaules et le cou.

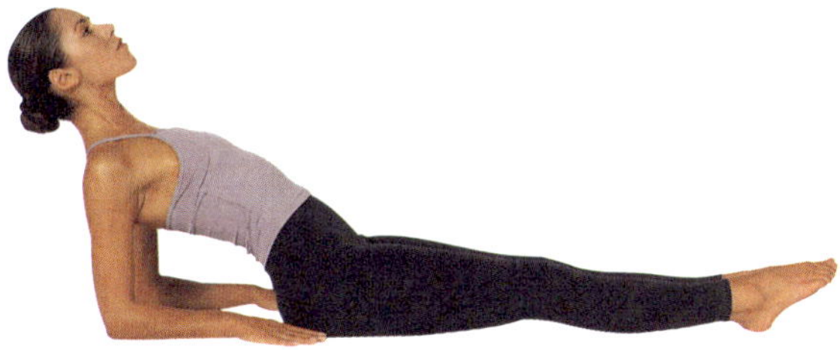

1

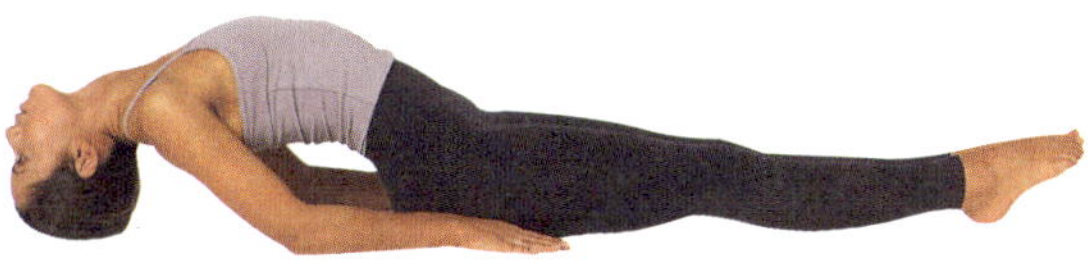

2

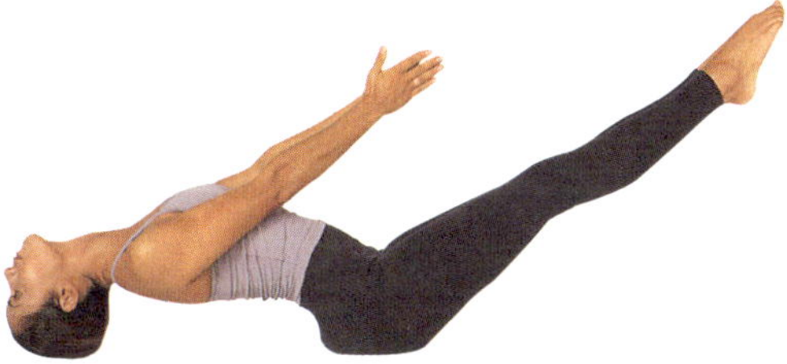

3

POSTURE SUR LA TÊTE

Shîrsâsana

1 Mettez-vous à genoux en inspirant. Posez les avant-bras au sol en touchant les coudes du bout des doigts de la main opposée. En expirant, faites pivoter les avant-bras vers l'extérieur autour des coudes qui ne bougent pas et croisez les doigts pour former un triangle. Posez le haut du crâne en son centre. En inspirant, tendez les jambes en soulevant les hanches.

2 En expirant, rapprochez les pieds de la tête. En inspirant, soulevez les pieds du sol en supportant votre poids sur les bras et les épaules, jambes pliées.

3 Lorsque vous vous sentez confiant, tendez les jambes en expirant, les orteils pointés vers le haut, l'abdomen rentré en poussant sur les avant-bras. Fixez le bout du nez et restez en position pendant vingt longues respirations. Reposez les jambes sur la dernière expiration.

Cette posture importante renforce les bras et les épaules, stimule les fonctions cérébrales et la circulation sanguine. Contre-indiquée en cas d'hypertension ou de problèmes oculaires.

POSTURE SUR LA TÊTE

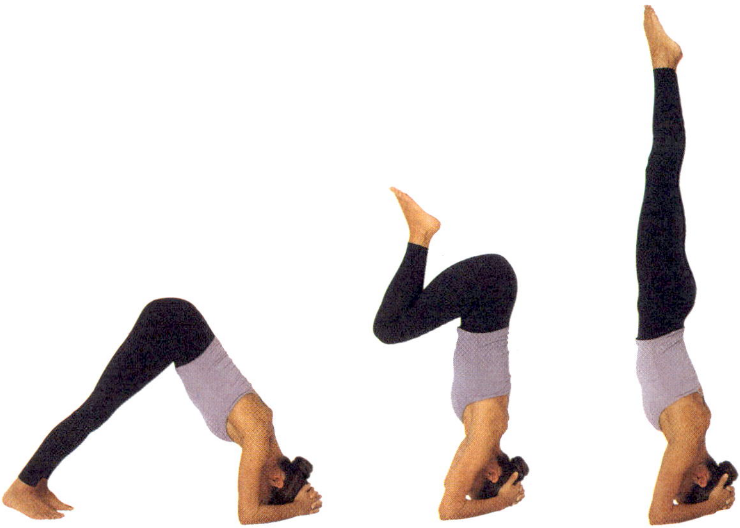

1 2 3

POSTURE DE L'ENFANT

Bâlâsana

La position de l'enfant est une contre-posture de shîrsâsana, la posture sur la tête. C'est également une position classique de repos en yoga que vous pouvez adopter à n'importe quel moment lorsque vous avez besoin d'une coupure. Basée sur la position fœtale, la position de l'enfant est très apaisante, éducative et utile si vous ressentez des émotions pénibles, que ce soit dans la pratique du yoga ou dans votre vie privée. Commencez par vous mettre à genoux sur le sol, le corps droit. Asseyez-vous doucement sur les talons en gardant la colonne vertébrale droite. Laissez les bras pendre sur les côtés et détendez les mains. En expirant, penchez-vous à partir des hanches en rapprochant la poitrine des cuisses et la tête du sol, devant les genoux. Laissez les mains glissez vers l'arrière en direction des pieds et les bras reposer sur le sol. Fermez les yeux et, en gardant une respiration douce, régulière et détendue, restez ainsi pendant au moins dix respirations (ou la moitié du temps passé en posture sur la tête).

POSTURE DE L'ENFANT

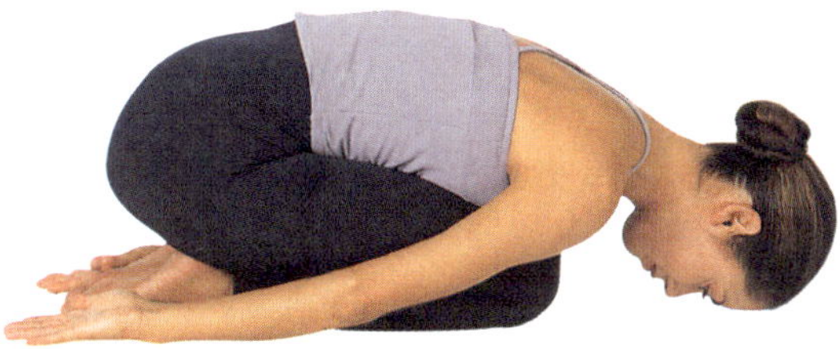

POSTURE DU LOTUS

Padmâsana (modifiée)

1 Commencez en position d'attente assise. En inspirant, glissez un pied puis l'autre vers l'intérieur en écartant les genoux. Passez les bras dans le dos et saisissez les coudes avec les mains. En expirant, penchez-vous en avant vers le sol. Concentrez-vous sur le « troisième œil » et tenez pendant dix longues respirations.

2 Redressez-vous en inspirant. En expirant, posez les mains sous les hanches, paumes vers le bas et doigts vers l'avant. En inspirant, creusez les reins et soulevez la poitrine. Laissez la tête tomber en arrière. Concentrez-vous sur le « troisième œil » pendant dix longues respirations.

3 Redressez-vous en inspirant. En expirant, posez les poignets sur les genoux en joignant le pouce et l'index. Rentrez l'abdomen et redressez-vous par le sommet de la tête. Fixez le bout du nez et tenez pendant dix longues respirations. Relâchez la posture en expirant.

Cette position méditative ouvre les hanches, améliore la circulation, calme le corps et l'esprit.

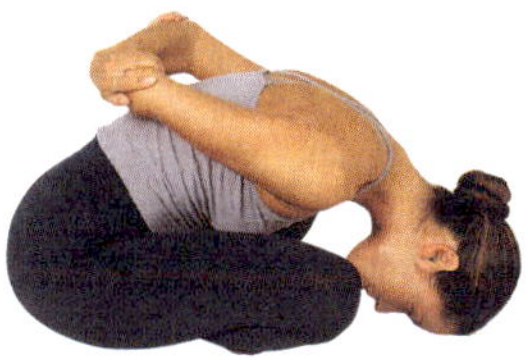

1

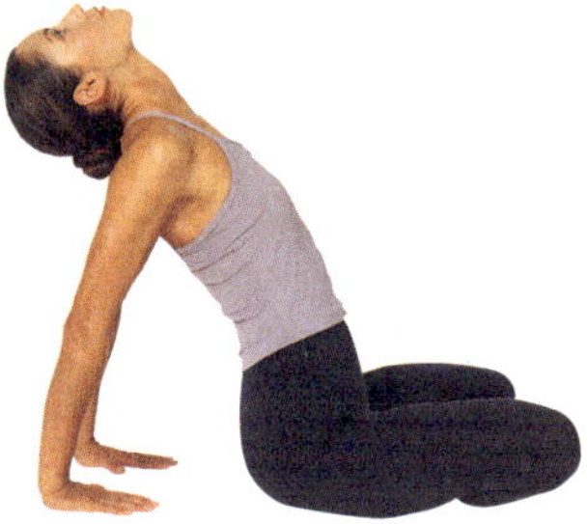

2

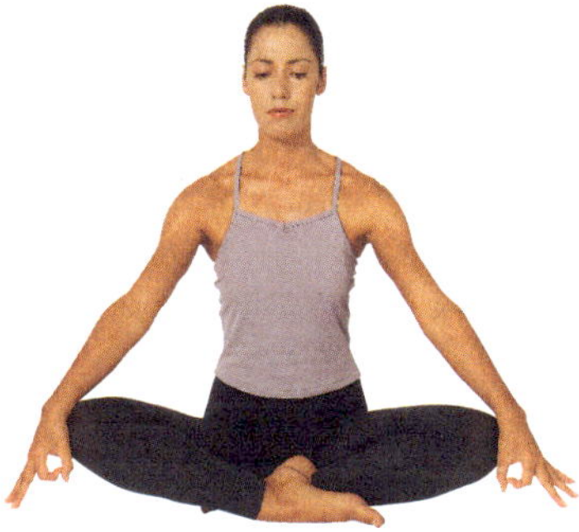

3

POSTURE DU CADAVRE

Savâsana

Accordez-vous toujours du temps pour cette posture en fin de pratique. Elle vous aidera à calmer l'esprit et à réaligner le corps, en équilibrant les effets des différentes postures du cycle. En expirant, allongez-vous sur le dos, les bras le long du corps, les jambes tendues et les pieds écartés d'une largeur de hanches. Écartez les bras en tournant les paumes vers le haut pour aider la poitrine à s'ouvrir complètement. Laissez les pieds tomber sur les côtés. Faites tous les ajustements nécessaires pour que le corps soit symétrique et que vous vous sentiez parfaitement à l'aise. Fermez les yeux et détendez-vous en reprenant une respiration normale et en laissant le corps s'enfoncer dans le sol. Concentrez-vous tour à tour sur chaque partie du corps en commençant par les pieds et en remontant jusqu'à la tête. Travaillez à dissoudre les tensions persistantes. Enfin, centrez l'esprit dans le corps en portant votre attention sur le rythme paisible de la respiration. Gardez la position pendant au moins cinq minutes.

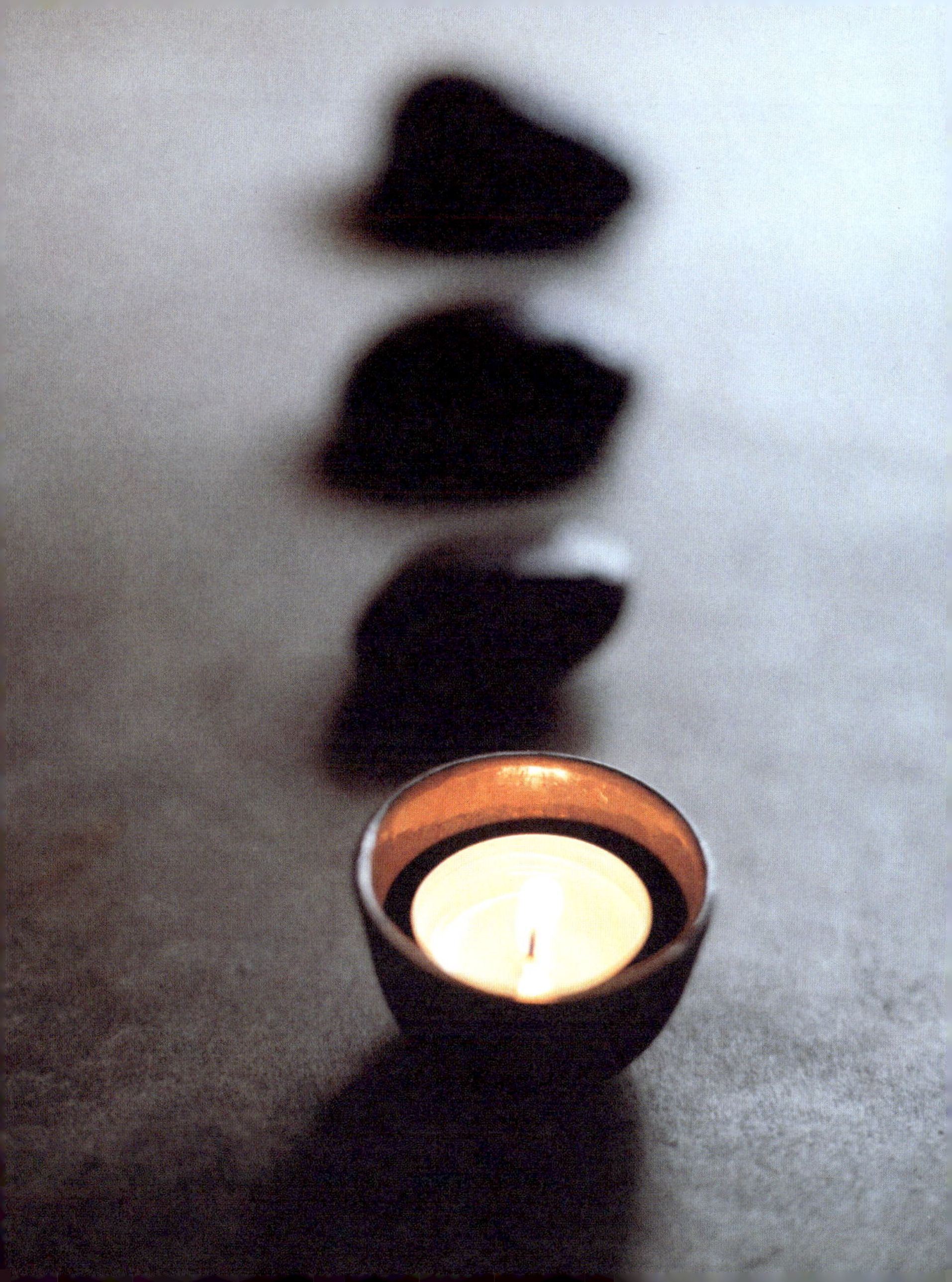

Au-dessus, les cieux :
le ciel, le soleil, les étoiles, les lunes, les planètes.
Au-dessous, les éléments :
l'espace, l'air, le feu, l'eau, la terre.
Ceux-ci donnent le corps :
la forme et l'état, le souffle vital, le feu digestif,
l'eau et le sang, le squelette et la chair, et les sens :
l'ouïe, le toucher, la vue, le goût, l'odorat.
En contemplant ces ensembles de cinq,
le sage découvrit que tout est saint.
On peut compléter l'intérieur avec l'extérieur.

TAITTIRIYA UPANISHAD

(VIIe SIÈCLE AV. J.-C.)

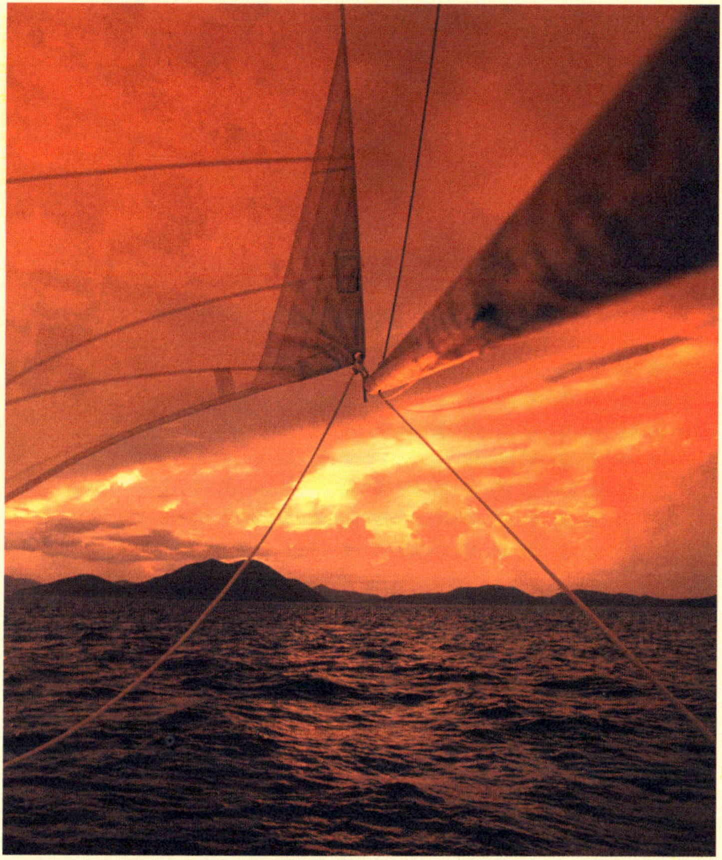

Chapitre 6

Vivre selon l'Ashtanga

Comme nous l'avons vu, le but initial du yoga Ashtanga (en particulier de la première série) est de cultiver un corps fort et un esprit clair et concentré au moyen de postures et de techniques de respiration contrôlée. Ce sont le plus souvent ces éléments qui vont attirer, en premier lieu, les amateurs d'Ashtanga. Cependant, la santé physique n'est qu'un des objectifs du yoga. La pratique de certains autres « membres » ébauchés dans le *Yoga-sûtra* de Patañjali (voir page 12) offre la clé pour introduire le yoga Ashtanga dans tous les aspects de notre vie, à la maison comme au travail.

Les huit membres du yoga de Patañjali peuvent être divisés en deux groupes : les membres externes tels yama (éthique), niyama (autodiscipline), âsana (pratique de la posture) et prânâyâma (respiration contrôlée) ; et les membres internes tels pratyâhâra (retrait des sens), dhâranâ (concentration), dhyâna (méditation) et samâdhi (illumination ou union).

Dans ce dernier chapitre, nous allons commencer à parler des membres externes, de l'attitude et des pratiques que nous devrions adopter à l'égard de nous-même, des autres et de notre environnement. Une fois cela intégré, nous pourrons faire le premier pas sur la voie plus méditative du yoga en nous intéressant aux membres internes qui nous entraînent dans un voyage de découverte de soi et de transformation spirituelle.

LES MEMBRES EXTERNES

Les membres externes du yoga impliquent l'effort physique et l'entraînement du corps et de l'esprit en préparation pour les membres internes. Outre âsana et prânâyâma, les membres externes incluent yama et niyama, qui traitent de nos attitudes personnelles, sociales et éthiques, ainsi que de nos modes de comportement.

Yama éthique

Yama est le premier membre externe et comporte cinq directives morales qui nous enseignent comment conduire nos relations avec les autres et notre environnement. Le premier yama est ahimsa, qui signifie « non-violence ». Il nous demande d'adopter une attitude de compassion à l'égard de tout ce qui vit. Traditionnellement, ahimsa inclut la pratique du végétarisme, mais aujourd'hui nous pouvons également le comprendre comme une attitude générale de respect à l'égard de nous-même et du monde qui nous entoure. Cultivez ahimsa dans votre pratique, pensez à écouter votre corps en respectant vos limites.

Le deuxième yama est l'attitude de satya ou « vérité ». Une totale honnêteté demande beaucoup de courage, mais il est important de se souvenir qu'un mensonge, même petit, mine notre estime, non seulement dans le regard des autres, mais aussi et surtout dans le nôtre.

Asteya, « ne pas voler », est le troisième yama qui implique de ne pas demander plus que nos besoins. Par exemple, nous devrions éviter de prendre aux autres quoi que ce soit, fût-ce du temps, de l'énergie ou la richesse, à moins que cela ne soit donné librement.

Le quatrième yama est bramâchârya. Il était interprété traditionnellement comme la pratique de la chasteté. De nos jours, il apparaît comme une instruction plus générale à exercer la modération et le contrôle de soi dans tous les aspects de la vie.

Aparigraha, le cinquième yama, signifie « non attachement » ou « non possession ». Chacun a tendance à résister au changement en s'accrochant à ses désirs, à ses biens ou aux autres dans l'espoir de trouver la confiance et la sécurité. Cet état nous empêche de vivre librement et sainement. Au contraire, mieux vaut accueillir le changement comme l'occasion d'évoluer et d'apprendre.

Niyama autodiscipline

Niyama est le second membre externe qui comporte cinq principes dirigeant l'esprit vers la quête intérieure de l'illumination. Le premier niyama est sauca, qui signifie « propreté » ou « pureté ». Il ne s'agit pas seulement de la propreté du corps, mais également de la santé intérieure. Pour pratiquer sauca, essayez de limiter l'ingestion des toxines habituelles, comme l'alcool et le tabac, mais aussi des toxines présentes dans les nourritures industrielles, les pesticides pulvérisés sur les fruits et les résidus de l'eau du robinet.

Le deuxième niyama est samtosa, « satisfaction », par lequel nous devons concentrer notre attention sur les choses positives et bénéfiques du moment. Ce sentiment de gratitude nous conduit à un sentiment d'abondance qui se traduit par la satisfaction. La pratique de la méditation de la page 118 vous aidera à appréhender ce niyama.

Le troisième niyama est tapas, qui se traduit littéralement par « feu » ou « chaleur ». Vivre avec l'attitude de tapas revient à démontrer un enthousiasme et un engagement chaleureux dans tout ce que nous faisons, des corvées ménagères les plus ordinaires comme nettoyer la cuisine, aux tâches plus éprouvantes comme être confronté à des délais. En dirigeant notre énergie dans ce sens, nous devenons plus efficaces et nous sentons plus heureux au final.

Le quatrième niyama, svadhyâya, signifie « s'étudier soi-même ». Svadhyâya inclut le développement de la conscience de soi, des pulsions inconscientes qui affectent notre comportement et des croyances qui nous limitent dans l'amélioration de notre potentiel d'être humain. Développer ce niyama demandera du temps avant que votre pratique du yoga ait un effet sur vos relations. Vous réaliserez sûrement que vos attitudes dans chaque posture sont le reflet de vos attitudes dans la vie de manière générale. Cette prise de conscience est le premier pas vers le changement.

Le dernier des niyama est îshvara-pranidhana qui signifie « dévotion au dieu personnel » ou « source d'énergie ». Si vous êtes croyant, vous pouvez pratiquer ce niyama en adorant la divinité de votre confession. Sinon, prenez simplement du temps pour réfléchir avec révérence et gratitude aux merveilles du monde qui vous entoure et au miracle de votre vie.

GÉNÉRER LA SATISFACTION

Cet exercice de visualisation va vous aider à développer samtosa (satisfaction) dans votre vie. Pratiquez-le le matin au réveil, cela améliorera votre humeur pour le reste de la journée.

1 Assis ou couché dans une position confortable sur le sol, le dos droit, entrouvrez les yeux et libérez le regard.
2 Pensez au mot « satisfaction ». Que signifie-t-il pour vous ? Quel écho trouve-t-il à l'intérieur de vous, dans vos pensées, vos sentiments ?
3 Pensez à un moment du passé où vous avez ressenti de la satisfaction. Peut-être en promenant le chien, sous la chaleur du soleil au printemps, en passant un moment entre amis, etc. Revivez ce moment maintenant en laissant les sentiments de satisfaction vous traverser, remplir votre esprit et pénétrer votre corps.
4 Laissez la mémoire s'effacer, mais accrochez-vous au sentiment de satisfaction que vous avez réussi à installer. Quand vous êtes prêt, faites revenir votre conscience au temps présent.

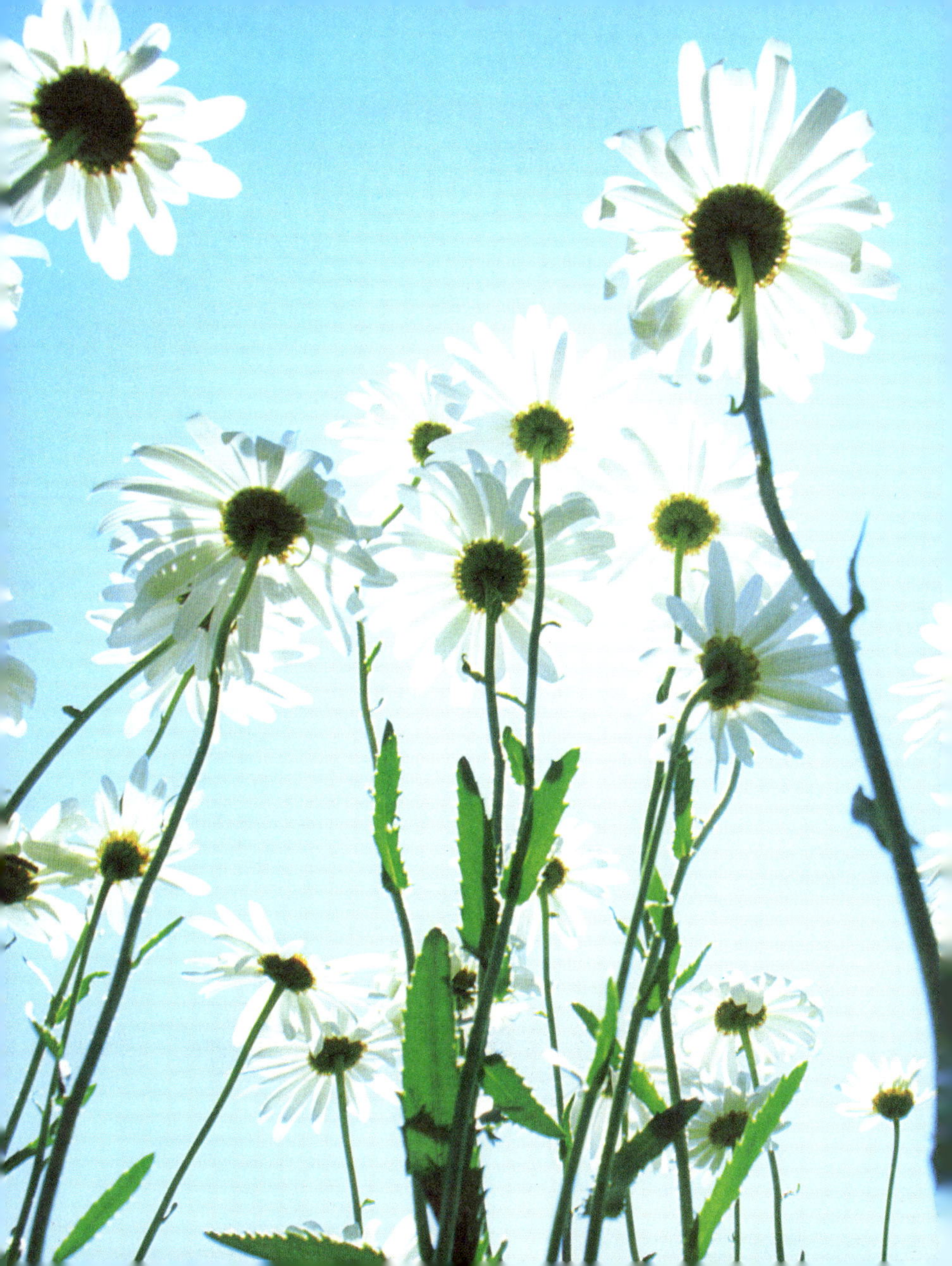

LES MEMBRES INTERNES

Après avoir pris le contrôle de l'esprit et du corps en travaillant les membres externes du yoga, nous sommes prêts à développer les membres internes : pratyâhâra, dhâranâ, dhyâna et samâdhi. Ils représentent quatre étapes d'un voyage intérieur vers l'illumination spirituelle, la découverte d'un point de quiétude à l'intérieur du moi et l'union avec la conscience universelle.

Pratyâhâra retrait des sens

Pratyâhâra est le premier pas sur le sentier de la méditation où nous déplaçons notre attention du monde extérieur, perçu au travers des sens, vers le monde intérieur. En yoga Ashtanga, les drishti (points de fixation, voir page 27) nous aident à développer ce membre. En fixant ces points, nous limitons la vision de ce qui nous entoure.

Dhâranâ concentration

Lorsque nous sommes capables de nous concentrer pleinement sur le moi profond sans être distraits par des pensées, des émotions ou les activités des autres, nous atteignons l'état de dhâranâ. Pratiquez la méditation simple de la page 123 pour vous aider à développer ce membre.

Dhyâna méditation

Dhyâna décrit un état de méditation profond dans lequel nous perdons la notion de distance entre être et faire. Par exemple, lorsque nous pratiquons les vinyasa du yoga Ashtanga, nous atteignons dhyâna à l'instant où nous sommes si absorbés par la pratique que nous vivons le moi, le mouvement et le souffle comme un tout.

Samâdhi union avec le vrai moi

Traduit littéralement du sanskrit, samâdhi signifie « la paix qui dépasse toute compréhension ». C'est l'état méditatif le plus élevé, le point de « yoga » ou d'« union » où le yogi atteint l'illumination spirituelle. Dans cet état, tout sentiment résiduel d'un moi séparé se dissout, tandis que le yogi fait l'expérience de l'unité, un sentiment complet de connexion à l'univers et à tout ce qu'il contient.

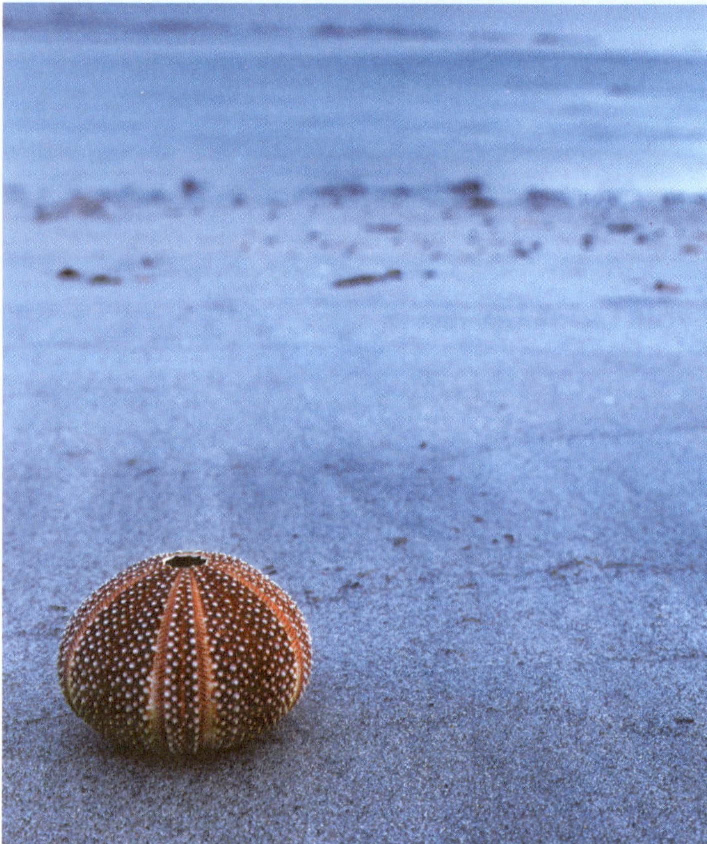

DÉVELOPPER DHÂRANÂ

Faites cette méditation simple à la fin de votre séance de yoga, elle vous aidera à développer la concentration de dhâranâ en libérant l'esprit des distractions et en recentrant votre attention vers l'intérieur. Développez votre pratique de la méditation lentement. Commencez par dix minutes et augmentez la durée quand vous vous sentez prêt.

1 Asseyez-vous confortablement sur le sol ou sur une chaise, le dos droit et les yeux fermés.
2 Concentrez tous vos sens sur la respiration physique : écoutez le rythme, les sons du flux entrant et sortant, ressentez l'air sur la peau au moment où il passe par les narines, l'expansion et la contraction de la poitrine, visualisez chaque respiration qui entre et sort des poumons.
3 Si vous êtes gêné par des pensées perturbatrices, ne vous laissez pas aller à la frustration. Observez simplement chaque pensée qui vous passe par la tête sans la juger. Puis redirigez votre attention sur le souffle.

Lorsque nous vivons nos vies avec passion,
nous menons la quête du cœur :
nous osons risquer et rêver sans craindre d'échouer ;
nous sommes inspirés par de grandes ambitions,
nos pensées sont sans limites et nos esprits avides
d'embrasser un monde aux possibilités infinies ;
les talents cachés et les aptitudes
s'éveillent face au défi et à l'excitation
et nous nous découvrons nous-mêmes
bien plus grands que nous ne l'avions jamais imaginé.

PATANJALI

YOGA-SÛTRA

(IIE SIÈCLE AV. J.-C.)

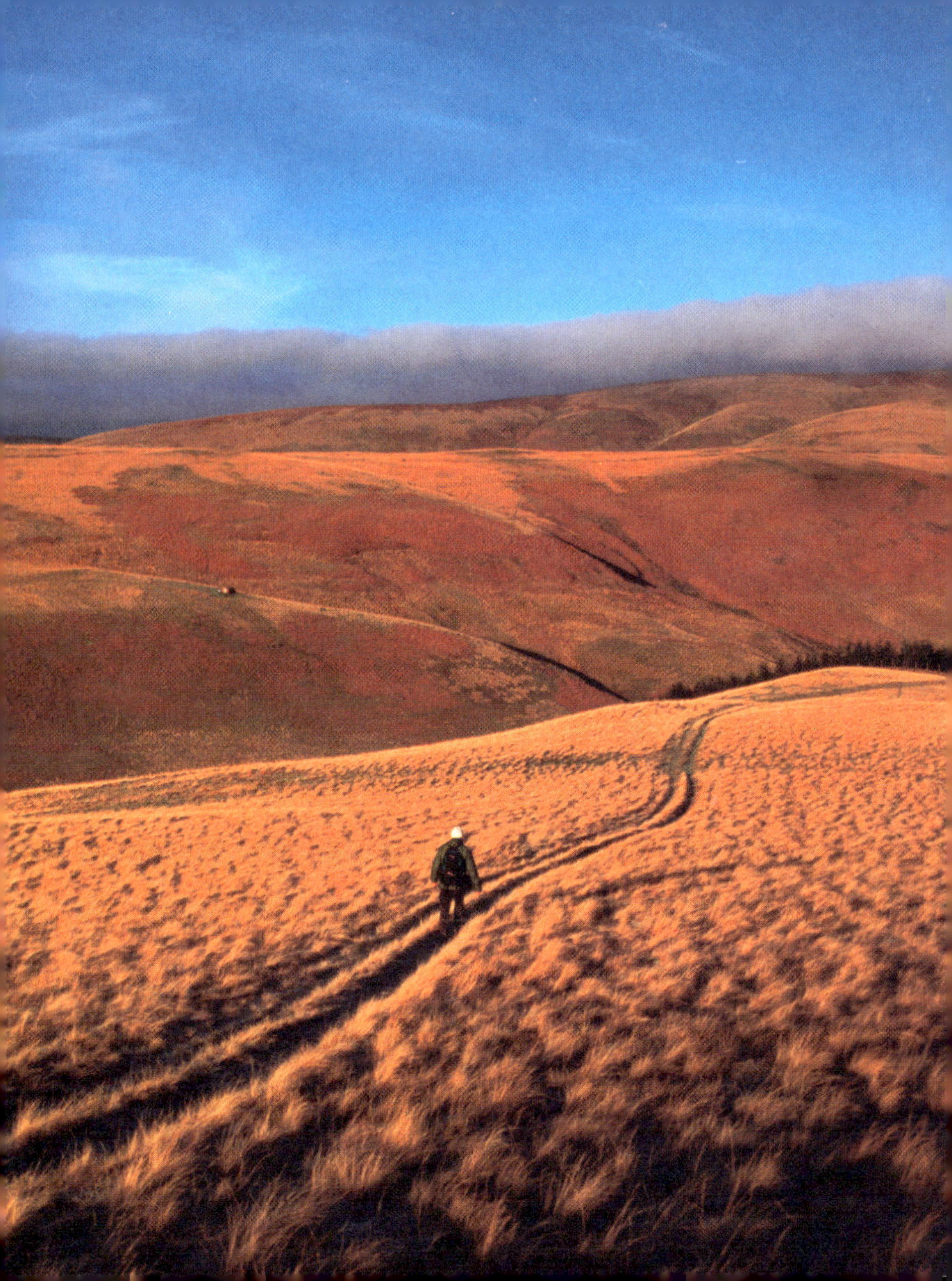

INDEX

INDEX

REMERCIEMENTS ET CRÉDITS

Remerciements de l'auteur

Je dédie ce livre à tous les enseignants que j'ai rencontrés sur mon chemin à ce jour, tout spécialement les premiers : Francis, ma mère ; William, mon père ; Michael et Sarah, ma famille. Kate, merci pour ta générosité, ta gentillesse, ta foi sans limites et ton soutien sur la voie du yoga. Sarah et Nigel, merci pour les tonnes de sourires et tout simplement pour votre présence. Lois, tu m'as tellement appris, comment pourrais-je jamais assez te remercier ? Il n'y a pas de mots... Ross et la promotion 1988, nous avons passé des heures mémorables. Pour des moments inoubliables et des leçons extraordinaires, je remercie sans ordre de préférence : Wendy, Ambro, Lino, Louly, Catherine, Nick et Helena, Barty, Angela, Russ et Caron, Noonie et Jiggster, pour n'en citer que quelques-uns. À tous mes élèves, vous êtes toujours mes maîtres et mon inspiration. À bientôt sur le tapis.

Amitié ; que la paix et la lumière soient toujours avec vous.

OM Shanti Namaste

Anton

Crédits photographiques

L'éditeur tient à remercier les personnes suivantes, les musées et les bibliothèques d'images pour leur autorisation de reproduction. Toutes les précautions ont été prises pour retrouver les propriétaires des droits d'auteur. Toutefois, si nous avions oublié qui que ce soit, nous nous en excusons et apporterons toutes corrections aux éditions futures si nous en sommes informés.

Pages 13 Makoto Saito/Photonica ; **26** Mieko Kanasachi/Photonica ; **33** Getty/Image Bank ; **37** Yukari Ochiai/Photonica ; **49** Steve Bloom Images ; **73** Getty/Stone ; **95** Getty/Stone ; **109** Getty/Stone ; **111** Getty/Image Bank ; **119** Getty/Image Bank ; **122** Getty/Image Bank ; **125** Getty/Stone

Mannequin : Kate Moore

Maquillage : Tinks Reding